W0465624

GOLDMANN
Lesen erleben

Buch

Unsere Augen sind ein sehr sensibles Sinnesorgan und funktionieren nur einwandfrei, wenn sie über die Ernährung optimal versorgt werden. Mit zunehmendem Lebensalter nehmen degenerative Erkrankungen des Auges zu. Die Autoren erklären die häufigsten Sehstörungen und zeigen, wie wir uns mit Mikronährstoffen, Omega-3-Fettsäuren und Antioxidanzien gezielt und effektiv davor schützen können.

Autoren

Prof. Dr. Michael Hamm ist Ernährungswissenschaftler und Dozent an der Hochschule für Angewandte Wissenschaften Hamburg, Autor zahlreicher Ernährungsratgeber und Berater verschiedener Zeitschriften, u.a. für die Zeitschrift »Fit for fun«. Seine bisherigen Diätratgeber waren Bestseller (u.a. FIT FOR FUN-Diät) und fanden auch in Fachkreisen höchste Anerkennung. Die Arbeitsgebiete des Hamburger Hochschullehrers sind Ernährungsphysiologie, Sportlerernährung und Diätetik.

Dipl. oec. troph. Dirk Neuberger, Ernährungswissenschaftler, leitet den wissenschaftlichen Beirat des Vereins zur Förderung der gesunden Lebensführung und der Ernährungsmedizin e.V. Er ist Mitglied und stellvertretender Vorsitzender im wissenschaftlichen Beirat des Arbeitskreises Omega-3 e.V.

Von den Autoren außerdem bei Goldmann

Prof. Dr. Michael Hamm: Kann denn Essen Sünde sein? (17247)

Prof. Dr. Michael Hamm
Dirk Neuberger

Gesunde Augen – ein Leben lang

GOLDMANN

Die Ratschläge in diesem Buch wurden von den Autoren und vom Verlag sorgfältig erwogen und geprüft, dennoch kann eine Garantie nicht übernommen werden. Eine Haftung der Autoren bzw. des Verlags und seiner Beauftragten für Personen-, Sach- und Vermögensschäden ist ausgeschlossen.

MIX
Papier aus verantwortungsvollen Quellen
FSC® C014496

Verlagsgruppe Random House FSC-DEU-0100
Das für dieses Buch verwendete FSC®-zertifizierte Papier *Classic 95* liefert Stora Enso, Finnland.

Originalausgabe Februar 2012
Wilhelm Goldmann Verlag, München,
in der Verlagsgruppe Random House GmbH
Umschlaggestaltung: Uno Werbeagentur, München
Umschlagillustration: FinePic
Bildnachweis: miro kovacevic – Fotolia (11), Illustration Medienprojekte München (13, 35, 77, 89, 90, 108), esra crugnale – Fotolia (18), Rudolf Ullrich – Fotolia (26), volff – Fotolia (28, 36), Andrey Armyagov – Fotolia (29), Convit – Fotolia (32), NiDerLander – Fotolia (40), Arbeitsgemeinschaft omega3 (49, 52), Hoya lens Deutschland (75), Pefkos – Fotolia (83), Cornerstone – pixelio.de mit Illustration Medienprojekte München (85), Thommy-Weiss – pixelio.de (93), Gregor Schläger – DAK Pressebild (106), amaxim – Fotolia (131), Benicce – Fotolia (133).
Redaktion: Kerstin Uhl
Satz: Uhl + Massopust, Aalen
Druck und Bindung: GGP Media GmbH, Pößneck
CH · Herstellung: IH
Printed in Germany
ISBN 978-3-442-17276-4

www.goldmann-verlag.de

Inhalt

Vorwort

Ausdrucksstarke Augen, dauerhafter Durchblick

Um das Leben mit all seinen Anforderungen bewältigen zu können, sind unsere Sinnesorgane – allen voran die Augen – sowie deren reibungsloses Funktionieren von größter Bedeutung. Die Augen helfen uns, unsere Umwelt zu erschließen und zeigen uns die Schönheit dieser Welt. Darüber hinaus werden wir durch unsere Augen vor drohenden Gefahren gewarnt. Mithilfe unserer ausdrucksstarken Augen kommunizieren wir untereinander; und unsere Augen machen nicht zuletzt einen wesentlichen Teil unserer Attraktivität aus.

Die Augen sind ein sehr sensibles Sinnesorgan: Sie funktionieren nur dann einwandfrei, wenn sie über die Ernährung gut versorgt sind. Und das gilt von Anfang an – beginnend bei der Versorgung des Ungeborenen während der Schwangerschaft und des Babys in der Stillzeit. Für die Entwicklung der Gehirn- und Sehleistung in diesem frühkindlichen Lebensalter sind langkettige Omega-3-Fettsäuren aus fetthaltigem Meeresfisch unverzichtbar.

Mit zunehmendem Lebensalter nehmen – wie bei den Herz-Kreislauf-Organen, den Gelenken und dem Zentralnervensystem – degenerative Erkrankungen der Augen zu. Unsere Gesellschaft vergreist zusehends. Augenprobleme vielfältiger Art werden zu einem Gesundheitsrisiko, das nur teilweise von medizinischen Maßnahmen aufgefangen werden kann. Zu diesen Problemen zählen der Katarakt (Grauer

Star) und die altersbedingte Makuladegeneration. Der Graue Star ist der häufigste Grund für schlechteres Sehen im Alter. Die altersbedingte Makuladegeneration stellt eine weitere Ursache für eingeschränktes Sehen im Alter dar. Beide Erkrankungen ziehen eine erhebliche Einschränkung der Lebensqualität und finanzielle Belastungen nach sich, da ihre Behandlung relativ teuer ist.

Doch auch im Hinblick auf eine bereits vorliegende, altersbedingte Makuladegeneration werden mittlerweile viel versprechende Ansätze im Bereich der Ernährungstherapie erforscht.

Wir entwickeln uns mehr und mehr zu einem Volk von Brillen- und Kontaktlinsenträgern. Aktuelle Forschungen gehen deshalb auch der Frage nach, welche Bedeutung der richtigen Nährstoffauswahl in der modernen Lebens- und Arbeitswelt zukommt. Dabei geht es u.a. darum, den Tragekomfort von Kontaktlinsen zu verbessern sowie Problemen durch regelmäßige Bildschirmarbeit und trockenen Augen vorzubeugen.

Die richtige Ernährung kombiniert mit gesunden Verhaltensweisen, wie z.B. dem Verzicht auf Zigarettenkonsum, ist der erste und beste Schritt zu mehr Augengesundheit und zum Erhalt der Sehkraft in jedem Lebensalter.

Die in unserem Kopf vorhandene biologische Optik ist zwar filigraner und genialer als entsprechende technische Konstrukte, sie ist aber auch pflegebedürftiger und verletzlicher.

Ich hoffe, dass Ihnen dieses Buch viele nützliche Einsichten im Hinblick auf Ihr wichtigstes Sinnesorgan bieten wird.

Augenärztin Dr. med Corinna Huber

Kapitel 1

Die Bio-Kamera Auge

Rechts und links von unserer Nase ist jeweils eine Bio-Kamera installiert, in der ein hoch entwickelter Endlosfilm abläuft: Die Rede ist von unseren Augen. Ob die Bilder, die sie uns liefern, scharf und richtig belichtet sind, hängt auch davon ab, ob sie ausreichend mit Vitaminen versorgt werden – doch dazu später mehr.

Die Augen sind die komplexesten auf Licht ansprechenden Sinnesorgane des Menschen und zu wahren Höchstleistungen fähig. Wir öffnen unsere Augen und sehen, wir erkennen Gegenstände, können Entfernungen und Farben unterscheiden und erleben unsere Umwelt. Die Informationsflut, die wir mithilfe unserer Augen aufnehmen, ist gewaltig. Bis zu 60 Prozent aller das Gehirn erreichenden Informationen stammen von den Augen. Zu diesem Zweck hat die Natur ein äußerst intelligentes und effektives Verarbeitungssystem entwickelt. Doch Sehen ist mehr als nur ein Bild aufzunehmen. Schließlich kommunizieren die Menschen nicht nur durch ihre Sprache und Gesten, sondern auch über ihre Augen: sehen und gesehen werden.

High Tech in unserem Kopf

Um die optischen Mittel des Auges und deren geniale Arbeitsweise zu verstehen, wird häufig der Vergleich mit einer Filmkamera herangezogen. Wer sich ein wenig mit dem Fotografieren auskennt, versteht das Prinzip sofort. Fototechniker und Optiker haben ganz einfach bei unserem Schöpfer abgeguckt: Das Verständnis von der Funktionsweise der Augen war Vorbild und Modell für die Entwicklung der Kamera. Schon der erste Fotoapparat-Prototyp besaß ein Linsensystem und eine Blende.

Um das Sehen und die komplexe Leistung der Augen zu begreifen, müssen wir uns zunächst ein Bild von den wichtigsten Bauteilen unseres Sehorgans, d.h. von seiner Anatomie, machen. Das Auge stellt sich als fast kugelförmiger Augapfel dar, der in der Augenhöhle eingebettet liegt. Wie bei einem Kameraobjektiv fällt Licht durch die einzelnen Bauteile des Auges: durch Hornhaut, vordere Augenkammer, Pupille, Linse und Glaskörper. Hornhaut, Linse und Glaskörper sind vollkommen transparent, d.h. klar und lichtdurchlässig, damit die eintretenden Lichtstrahlen nicht abgelenkt oder absorbiert werden.

Die Pupille steuert die Lichtmenge, die zur Netzhaut gelangt. Die Hornhaut bündelt das einfallende Licht. Die entstehenden Bilder werden über den Sehnerv zum Gehirn weitergeleitet. Dort werden die optischen Eindrücke verarbeitet und interpretiert.

Zur Versorgung und Funktionserhaltung sowie zum Schutz der Augen dienen Tränendrüsen, Augenbrauen, Augenlider sowie Bindehaut, Augenmuskeln, Blutgefäße und sensible Nerven.

Die folgende anatomische Darstellung zeigt alle am Sehvorgang beteiligten Bauteile im Querschnitt.

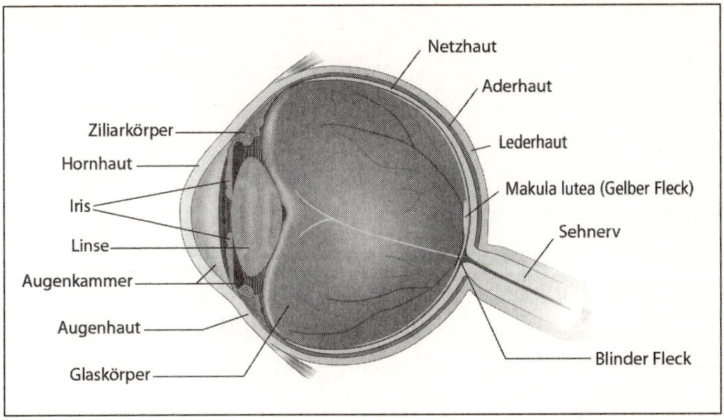

Das Auge und seine funktionellen Bestandteile

Bauplan des Auges

Sehen wir uns die Funktionen der für den Sehvorgang zuständigen Bestandteile genauer an. Der Augapfel hat einen Durchmesser von etwa 24 Millimeter und liegt eingebettet in einem schützenden Mix aus Fett- und Bindegewebe in der knöchernen Augenhöhle. Die Augenmuskeln ermöglichen ihm Bewegungen nach oben, unten, rechts und links – ebenso wie das Rollen der Augen. Der Sehnerv und die Nerven der Augenmuskeln sind die Verbindungen zum Gehirn.

Den größten Anteil am Augapfel hat der Glaskörper, der das Augeninnere zwischen Linse und Netzhaut ausfüllt. Es handelt sich dabei um eine gallertartige, durchsichtige Masse, die zu 98 Prozent aus Wasser und einem geringen Anteil an Zucker- und Eiweißverbindungen besteht.

Die beiden Augenkammern sind weitaus kleiner als der

Glaskörperraum und von Kammerwasser ausgefüllt, das der Ernährung der Linse und Hornhaut dient und zur Stabilisierung der Augenform beiträgt.

Das eigentliche »Fenster« des Auges ist die Hornhaut – durch sie fällt das Licht ein und wird es gebündelt. Die Hornhaut ist ganz wesentlich für die Sehkraft und wirkt wie eine Vorsatzlinse. Sie steuert immerhin zwei Drittel der Lichtbrechkraft des Auges bei.

Die Hornhaut besteht aus fein verwobenen Kollagenfasern, die eine glasklare, etwas über einen halben Millimeter dicke Kuppel bilden. Auf ihrer Außenseite wird diese Kuppel von der Tränenflüssigkeit benetzt. Diese Flüssigkeit schützt das Auge vor dem Austrocknen und stellt zudem ein Gleitmittel dar.

Tränen – mehr als Wasser

Jeder Mensch produziert etwa ab seiner dritten Lebenswoche täglich durchschnittlich ein Gramm Tränenflüssigkeit.

Das hört sich zunächst nach nicht sehr viel an. Die Tränenflüssigkeit ist aber eine besonders ausgeklügelte Mixtur und so einzigartig, dass es bisher noch nicht gelungen ist, sie durch so genannte »künstliche Tränen« oder Tränenersatzmittel exakt nachzubilden.

An tränenreichen Tagen kann die durchschnittlich produzierte Tränenmenge um das Hundertfache erhöht sein, wobei diese Flüssigkeit dann aber eine andere, einfachere Zusammensetzung aufweist.

Mit jedem Lidschlag wird ein hauchdünner Tränenfilm über das Auge verteilt, der die Oberfläche glatt, sauber und

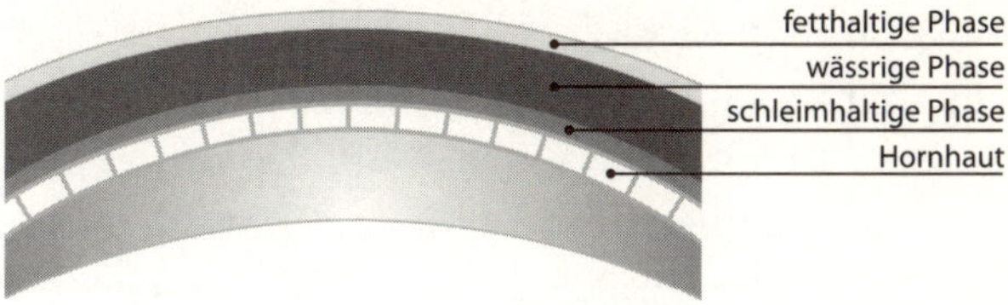

Der Tränenfilm setzt sich aus drei Schichten zusammen.

geschmeidig hält und sie vor Bakterien schützt. Um all diese Aufgaben zu erfüllen, bedarf es einer ganz besonderen Zusammensetzung.

Der Tränenfilm wird von unterschiedlichen Drüsen gebildet und setzt sich aus drei Schichten zusammen: einer schleimhaltigen, einer wässrigen und einer fetthaltigen.

Die **fetthaltige Phase** hat die Aufgabe, den Tränenfilm zu stabilisieren. Hierdurch wird ein zu rasches Verdunsten der Flüssigkeit verhindert.

Die **wässrige Phase** versorgt die Hornhaut mit Nährstoffen und enthält darüber hinaus Abwehrzellen. Mit ihnen werden eindringende Keime bekämpft.

Die **schleimhaltige Phase** umhüllt Fremdkörper und hilft mit, diese unschädlich zu machen.

Außer aus Wasser bestehen Tränen auch aus Mineralien, Eiweiß, Enzymen, Schleimstoffen, Fettanteilen und bakterienzersetzenden Stoffen. Vitamine spielen ebenfalls eine

Rolle. Das in der Tränenflüssigkeit enthaltene Vitamin C erfüllt zwei Aufgaben: Es dient als Oxidationsschutz und ist Teil des Stoffwechsels der Hornhaut.

Zum mechanischen Schutz der empfindlichen Augen dienen Brauen, Wimpern sowie Ober- und Unterlider: Sie verhindern das Eindringen von Staub und Schweiß in die Augen. Der Lidreflex schützt gegen kleine Fremdkörper ebenso wie vor Blendung.

Eine Schutzfunktion hat auch die Bindehaut, die die Innenseite der Augenlider auskleidet. Ihre Immunzellen machen die Hauptabwehrkraft des Auges aus.

Das so genannte »Weiße im Auge« ist die kräftige Lederhaut, die das Auge ebenfalls vor Verletzungen schützen soll. Mit Ausnahme von zwei Lücken – vorne für die Hornhaut und hinten für den Sehnerv – umschließt sie den Augapfel komplett. Die Hornhaut ist wie ein Uhrenglas in der Lederhaut des Auges eingelassen.

Die Regenbogenhaut (Iris) liegt wie eine farbige Blende vor der Linse. Ihre Öffnung, die größenveränderliche Pupille (auch als »Sehloch« bezeichnet), kann wie eine Kamerablende in Abhängigkeit von den Lichtverhältnissen durch Muskeln vergrößert oder verkleinert werden. Je nachdem, ob der Blick in die Ferne schweift oder aber Dinge in der Nähe fixiert werden, ziehen die anliegenden Augenmuskeln die Linse in eine flache oder eine gewölbte Form. Farbpigmente dichten die Regenbogenhaut gegen eindringendes Licht ab, so dass es nur durch die Pupille ins Auge fällt. Der Pigmentgehalt der Regenbogenhaut bestimmt übrigens unsere Augenfarbe.

In der Augenlinse wird das durch die Pupille eintretende

Licht gebündelt, so dass ein scharfes Bild auf der Netzhaut entstehen kann. Elastizität, Lichtbrechkraft und Schärfenanpassung sind wichtige Voraussetzungen und Eigenschaften für die Sehleistung. Durch Versteifung und Eintrübung der Augenlinse kann es im Laufe des Lebens zu Altersweitsichtigkeit, d.h. einem altersbedingten Verlust der Nahanpassungsfähigkeit des Auges, sowie zum so genannten Grauen Star, dem Katarakt, kommen (vgl. Seite 81 ff.).

Hochspezialisierte Sehzone

Für die Informationsverarbeitung ist die äußerst lichtempfindliche Innenauskleidung des Auges zuständig. Der Ort der Lichtwahrnehmung ist die so genannte Sehzone auf der Retina, der etwa vier Quadratzentimeter großen Netzhaut im Augenhintergrund. Wie in einem hochspezialisierten Computer wird in der Netzhaut das projizierte Bild analysiert, und es werden erste zeitliche, räumliche und farbliche Informationen gewonnen. Das Sehen projiziert die Außenwelt aber nicht nur ins Auge, sondern das Gehirn verarbeitet anschließend die von den Augen kommenden Informationen zu einer kompletten Wahrnehmung. Erst im Gehirn wird aus Sehen ein der Realität entsprechendes, in unser Bewusstsein gelangendes Bild.

Entwicklungsgeschichtlich betrachtet ist die Netzhaut ein vorgeschobener Teil des Gehirns und bildet mit dem Sehnerv ein einheitliches Organ. In der Retina finden sich zwei Arten von Sinneszellen, die Lichtreize in Nervenimpulse umwandeln: Stäbchen und Zapfen. Etwa 120 Millionen Stäbchenzellen registrieren Licht in der Dämmerung, wenn wir fast nur Konturen ausmachen können. Die Stäbchen sind rund 500-mal lichtempfindlicher als die Zapfen und vor allem für das Dämmerungs- und Schwarz-Weiß-Sehen zuständig.

Weil Stäbchenzellen lediglich Hell-Dunkel-Unterschiede registrieren, erscheinen von ihnen erfasste Gegenstände als farblos. Die im Randbereich der Netzhaut befindlichen Stäbchen leiten die eingehenden Eindrücke als Grautöne über den Augennerv an das Sehzentrum im Gehirn weiter.

Die zirka sechs Millionen Zapfen bewerkstelligen das Sehen bei Tageslicht und ermöglichen ein gestochen scharfes Bild sowie eine hervorragende Kontrast- und Farbunterscheidung. Die »farbtüchtigen« Zapfen konzentrieren sich in der Mitte der Netzhaut und sind am dichtesten im so genannten gelben Fleck, der Makula lutea, vorhanden. Seinen Namen verdankt der gelbe Fleck dem Farbstoff Lutein (vgl. Seite 31), der dort in besonders hoher Konzentration vorliegt. Dieser Bereich der Netzhaut wird als Ort des schärfsten Sehens bezeichnet. Als »blinden Fleck« dagegen bezeichnet man die Austrittsstelle des Sehnervs, der alle Informationen von der Netzhaut an das Gehirn weiterleitet. An dieser Stelle der Netzhaut befinden sich keine Lichtsinneszellen.

Der lebensnotwendigen Versorgung des Auges mit Nährstoffen und Sauerstoff dient die Aderhaut – die Schicht zwischen Leder- und Netzhaut. Sie weist eine Fülle an feinsten Blutgefäßen auf, die als Versorgungsleitungen fungieren.

Ein spezieller Bestandteil der Netzhautstäbchen hängt nicht zuletzt auch mit der Ernährung zusammen: der Sehpurpur (Rhodopsin), der aus einer Vitamin-A-Verbindung und Eiweiß aufgebaut ist. Rhodopsin wird unablässig in den Sehzellen gebildet und wieder verbraucht. Es resorbiert Licht in der Dämmerung und ermöglicht, dass ein Lichtimpuls in einen elektrischen Impuls umgewandelt wird, der dann über den Sehnerv zum Gehirn gelangt. Herrscht Vitamin-A-Mangel, ist die Regeneration des Sehpurpurs gestört – es kommt zur Schwächung der Sehkraft im Dunkeln, zur »Nachtblindheit«.

Damit das lichtempfindliche Sinnesorgan Auge zuverlässig funktionieren kann, müssen wir entsprechende Arbeitsbedingungen für es schaffen, ihm ausreichend Entspannung gönnen, es vor Schädigungen und Verletzungen schützen und es nicht zuletzt angemessen ernähren. Welche Nähr- und Schutzstoffe unsere Augen benötigen, wie sie wirken und wie wir sie am besten aufnehmen können, ist das Schwerpunktthema dieses Buches.

Augen und Psyche

Das Auge ist auch ein ausdrucksstarkes Spiegelbild unserer Seele. Bekanntlich können Blicke Bände sprechen, indem sie starke Emotionen zum Ausdruck bringen. Und auch der Gemütszustand kann sich auf die Augenfunktion auswirken. Wenn wir Angst, Aufregung oder große Freude verspüren, weiten sich die Pupillen. Wenn wir sehr starke Gefühle empfinden, ob positiv oder negativ, laufen unsere Augen quasi über – Tränen fließen. Augen weinen, sprühen, funkeln, blitzen und lachen. Ein Blick sagt mehr als tausend Worte – und Augen lügen nicht. Blicke können böse und strafend sein, und es heißt sogar, sie könnten töten. Unser Gegenüber offenbart oder verschließt sich uns ganz wesentlich durch den

Ausdruck seiner Augen – es zieht uns an oder stößt uns ab.

Augen spiegeln aber nicht nur die seelische Befindlichkeit wider. Durch Bilder werden auch physiologische Abläufe ausgelöst. Ein einladend gedeckter Tisch und appetitlich angerichtete Speisen lassen uns das Wasser im Mund zusammenlaufen. Das Auge isst mit.

Die Wahrnehmung der Umwelt mithilfe des Auges, d.h. die Verknüpfung von Sehsinn und Psyche, zählt zu den großartigsten Errungenschaften der Evolution.

Korrektes Beobachten und emotionale Bewertung des Gesehenen sind lebenswichtig. Unser Überleben hängt davon ab, angemessen auf unsere Umwelt zu reagieren, Gefahren er-

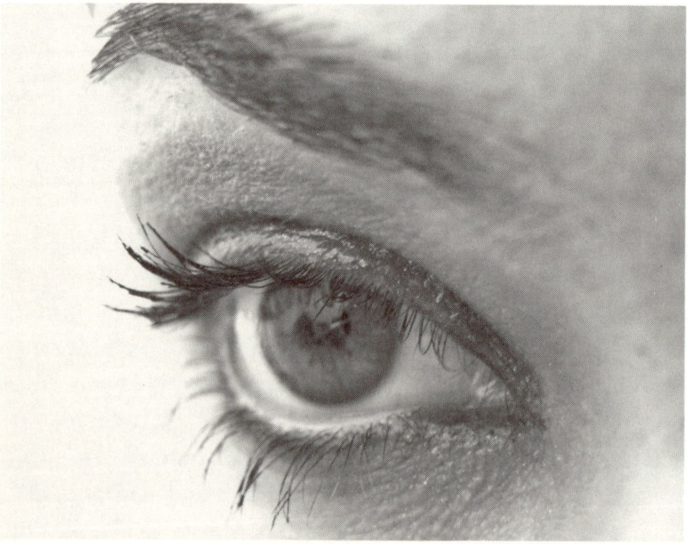

Das Auge ist ein Spiegelbild unserer Seele.

kennen und richtig einschätzen zu können sowie den Zugang zu unseren Mitmenschen zu finden. Oft ist dafür bereits der erste Blickkontakt entscheidend. Liebe auf den ersten Blick, jemandem schöne Augen machen sowie den nötigen Durchblick haben – alles Redewendungen, die das beschreiben.

Am Gesamtvorgang der optischen Wahrnehmung ist nicht nur das Auge, sondern auch mindestens ein Drittel unseres Gehirns beteiligt. Wir sehen die Welt also nicht so, wie sie die Netzhaut zeichnet, sondern wir nehmen die Abbilder der Netzhaut als das wahr, was sich im Leben und in der Evolution durch Erfahrung am besten bewährt hat. Erst im Gehirn wird aus Sehen Wahrnehmung. Das Auge ist zwar ein biologisches Meisterwerk, das eigentliche Sehen findet jedoch im Gehirn statt.

Kapitel 2

Das Auge isst mit: Nähr- und Schutzstoffe für gesundes Sehen

Zur Aufrechterhaltung seiner Gesundheit benötigt der Mensch rund 50 Nährstoffe. Als Energielieferanten aus der Nahrung dienen Kohlenhydrate (Stärke und Zucker) und Fette. Auch Eiweiß (Protein) leistet einen Beitrag zur Energiebereitstellung. Diese drei Nährstoffgruppen werden wegen ihrer mengenmäßigen Bedeutung **Haupt- oder Makronährstoffe** genannt. Hinzu kommt eine Fülle so genannter **Mikronährstoffe,** zu denen vor allem die Vitamine und Mineralstoffe (Mengen- und Spurenelemente) zählen. Die Mikronährstoffe greifen steuernd in die Vorgänge des Energie- und Baustoffwechsels ein und sind für die Nerven- und Muskelfunktionen von Bedeutung. Ballaststoffe und das mengenmäßig dominierende Wasser komplettieren die Palette der vom Körper benötigten Nährstoffe.

Wir essen und genießen Lebensmittel in Form von Speisen und Getränken, in denen all diese Nährstoffe enthalten sind. Was ist aber darüber hinaus in unserem Essen enthalten? Eine Vielzahl so genannter bioaktiver sekundärer Pflanzenstoffe – wie z.B. die natürlichen Farb-, Duft- und Geschmacksstoffe, die unsere Nahrung sinnlich attraktiv machen und deren gesundheitsförderndes Potenzial intensiv erforscht wird.

Auch das Auge ist auf die Versorgung mit verschiedenen dieser Nähr- und Schutzstoffe angewiesen – vom **Vitamin A** bis zum Spurenelement **Zink**, über die für die Sehleistung unverzichtbare **Omega-3-Fettsäure** DHA (= Docosahexaensäure) bis hin zum gelben Pflanzenstoff **Lutein.** Nährstoffe sind an der Erhaltung der Funktionstüchtigkeit und Sehkraft des Auges bis ins hohe Alter entscheidend beteiligt.

Der bekannteste Nährstoff, der mit der Sehfunktion und der Gesundheit der Augen in Verbindung gebracht wird, ist das Vitamin A.

Vitamin A – das klassische »Augenvitamin«

Die Tatsache, dass Vitamin A eine Schlüsselfunktion im Sehvorgang einnimmt, hat dazu geführt, dass ihm die Bezeichnung »Augenvitamin« verliehen wurde.

> Der Fachbegriff »Retinol« für Vitamin A ist von »Retina«, der Augennetzhaut abgeleitet.

Vitamin A ist am Aufbau des Sehpigments der Stäbchen in der Netzhaut beteiligt, die für das Dämmerungssehen zuständig sind. Schon ein geringfügiger Mangel an Vitamin A kann dazu führen, dass der Mensch Kontraste und Umrisse im Dunkeln kaum noch wahrnehmen kann. Das Auge benötigt deutlich länger, bis es sich an das Dämmerlicht gewöhnt, wenn man z.B. von einem hellen in einen dunklen Raum wechselt.

Darüber hinaus reguliert Vitamin A das Wachstum,

den Aufbau und damit die Funktion fast aller Haut- und Schleimhautoberflächen – sowohl im Auge und im Magen-Darm-Trakt als auch in den Atemwegen. Es schützt alle diese Körperbereiche vor Infektionen.

Folgen eines Vitamin-A-Mangels

Im Falle einer Vitamin-A-Unterversorgung leiden Auge und Haut als Erstes. Beim Auge kann es zu Beeinträchtigungen der Bindehaut, der Hornhaut und der Linse kommen. In unterschiedlichen Stadien der Unterversorgung treten Augentrockenheit, Benetzungsstörungen und ein Verlust an Transparenz auf. Damit verbunden sind Struktur- und Farbveränderungen der Binde- und Hornhaut: Sie wird rau, glanzlos und trocken. Es entstehen kleine unregelmäßige Beläge, die so genannten Bitotschen Flecke. Das gesamte Krankheitsbild wird mit dem Fachbegriff Xerophtalmie (griech. »xeros« = trocken und »ophthalmos« = Auge) bezeichnet.

Ein ausgeprägter und fortgesetzter Vitamin-A-Mangel, wie er vor allem in Entwicklungsländern beobachtet wird, kann insbesondere bei Kindern zum Zerfall des vorderen Augenabschnitts und sogar zur Erblindung führen.

Derartige schwere Mangelzustände kommen in westlichen Industrieländern zwar so gut wie nicht vor, eine leichte Vitamin-A-Unterversorgung kann aber nicht ausgeschlossen werden. So wiesen bspw. im Jahr 2004 Wissenschaftler des Bundesinstituts für Risikobewertung (BfR) darauf hin, dass wahrscheinlich mindestens ein Viertel der deutschen Bevölkerung die Empfehlungen für eine bedarfsdeckende Vitamin-A-Zufuhr nicht erreicht.

Vitamin A sollte allerdings auch nicht in zu hohen Mengen aufgenommen werden. Es kommt also auf die richtige Menge an. Zu mangelhafter Versorgung kann es bei Kindern, die häufig an Infekten leiden, sowie bei Masern-Patienten kommen. Auch bei älteren Menschen und bei Personen, die an Störungen der Nahrungsverwertung bzw. der Fettverdauung leiden, sowie bei jungen Frauen, die öfter strenge Diäten machen, kann die Vitamin-A-Aufnahme unzureichend sein.

Eine besonders starke Beanspruchung der Augen, wie das regelmäßige Arbeiten am Computerbildschirm, übermäßiger TV-Konsum und häufige Nachtfahrten mit dem Auto oder Lkw können den Vitamin-A-Bedarf erhöhen. Wer häufig sonnenbadet, weist ebenfalls einen erhöhten Bedarf an Vitamin A auf – Sonnenlicht baut das Vitamin A im Auge ab.

Wie kann ich ausreichend Vitamin A aufnehmen?

Erwachsene sollten täglich 0,8 mg (Frauen) bzw. 1,0 mg (Männer) Vitamin A über die Nahrung aufnehmen. Das Vitamin kommt nur in tierischen Lebensmittelprodukten vor. Innereien wie z.B. Leber sind besonders Vitamin-A-reich. Doch auch Butter, fettreiche Käsesorten, Vollmilch und fettreiche Fische wie Thunfisch, Hering und Makrele sowie Eier sind empfehlenswerte Lieferanten. 100 g Camembert oder Brie enthalten etwa die Hälfte der empfohlenen Tagesdosis.

Das fettlösliche Vitamin A kommt auch in Form seiner Vorstufen (Provitamine) – insbesondere Beta-Carotin – in der Nahrung vor. Carotin verdankt seinen Namen der Karotte (Möhre), für deren gelbe Farbe es verantwortlich ist. Karotten gelten deshalb auch als für die Augengesundheit förderliche Nahrungsmittel.

Viele gelbe, rote und grüne Gemüse sind gute Provitamin-A-Quellen. Dazu zählen:

- Brokkoli,
- Grünkohl,
- Spinat,
- Endivien,
- Feldsalat,
- rote und gelbe Paprika,
- Tomaten,
- Fenchel.

WICHTIG: Fettzugabe bei der Zubereitung dieser pflanzlichen Provitamin-A-Quellen (z. B. Olivenöl zum Salat, ein Stückchen Butter zum gedünsteten Gemüse oder Nusskerne zum Salat) verbessert die Aufnahme des Provitamins im Körper.

Auch einige Obstsorten sind gute Provitamin-A-(/Beta-Carotin-)Quellen, z.B.:

- Aprikose,
- Honigmelone,
- Mango,
- Sanddorn.

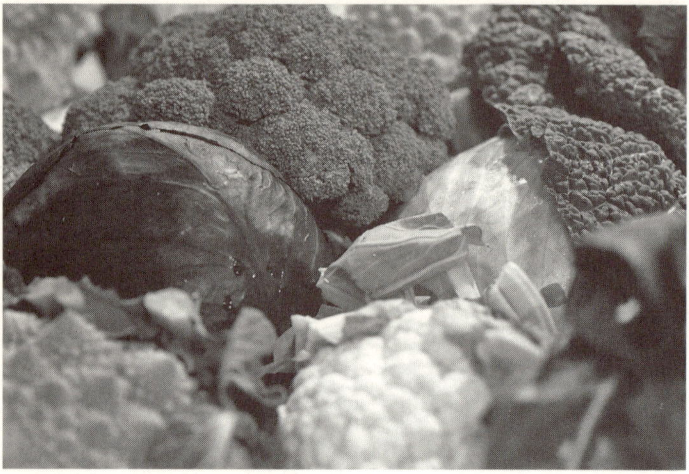

Kohl ist eine hervorragende Quelle für Vitamin A.

Wenn Sie zu jeder Mahlzeit Gemüse und/oder Obst essen, verbessern Sie Ihre (Pro-)Vitamin-A-Versorgung. Doch Beta-Carotin ist mehr als »nur« Vorstufe von Vitamin A. Carotinoide sind als so genannte antioxidative Schutzstoffe wirksam und haben auch deshalb eine besondere Bedeutung für die Erhaltung der Sehkraft.

Das antioxidative Schutzsystem für die Augengesundheit

Unsere Augen leben zwar vom Licht. Doch da das Auge ein besonders empfindliches Organ ist, kann es gerade durch das Licht selbst geschädigt werden. Diese Schädigung hat ihren Ursprung in einer Reihe oxidativer, d.h. durch Reaktion mit

Sauerstoff ausgelöster, Prozesse. Die hohe Lichtbelastung der Netzhaut, insbesondere der Makula, sowie der hohe Sauerstoffgehalt in diesem Bereich bilden ein besonders günstiges Umfeld für die Entstehung reaktionsfreudiger, radikaler Sauerstoffverbindungen – so genannter freier Radikale, die die Proteine der Augenlinse schädigen können.

Zu den Krankheitszuständen, bei denen freie Radikale eine Rolle spielen können, zählen neben Herz-Kreislauf-Erkrankungen und Entzündungen auch Beeinträchtigungen der Sehkraft wie der Altersstar (= Grauer Star oder Katarakt).

Die freien Sauerstoffradikale, die insbesondere dann entstehen, wenn das Auge UV-Licht ausgesetzt ist, sind in erheblichem Maße an der Entstehung der Linsentrübung beteiligt. Deshalb kommt den Antioxidanzien aus der Nahrung wie den Vitaminen C und E, den Spurenelementen Zink und Selen sowie den Carotinoiden Lutein und Zeaxanthin eine wesentliche Schutzfunktion zu.

Schutz durch Vitamin-C

Um den oxidativen Stress abzuwehren, sind antioxidative Mikronährstoffe in Linse und Kammerwasser unverzichtbar. Die Konzentration des wasserlöslichen Vitamins C im Kammerwasser und in der Linse des menschlichen Auges übersteigt jene im Blutplasma um ein Mehrfaches. In der Augenlinse ist sie etwa 20-mal höher. Die Vitamin-C-Spiegel in Kammerwasser und Linse nehmen mit steigendem Lebensalter und zunehmender Entwicklung des Grauen Stars ab.

Die Deutsche Gesellschaft für Ernährung (DGE) empfiehlt

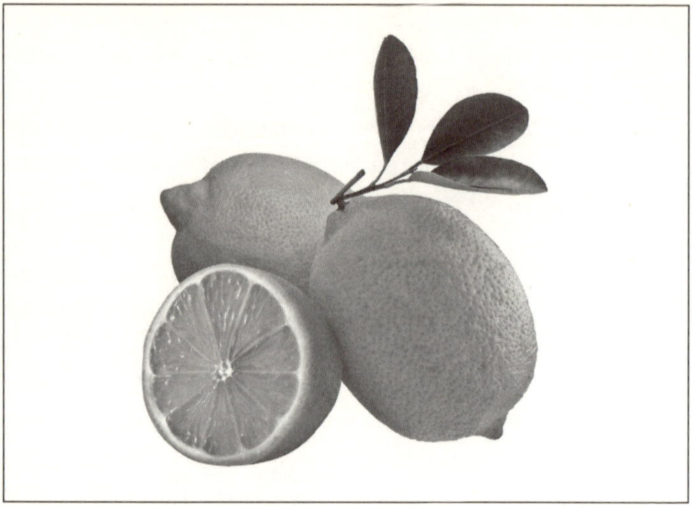

Zitronen enthalten reichlich Vitamin C.

eine tägliche Vitamin-C-Aufnahme von 100 mg für Erwachsene. Man geht aber davon aus, dass zur Vorbeugung von Erkrankungen – u.a. dem Grauen Star – Zufuhrempfehlungen im Bereich von 200-300 mg sinnvoll wären. Zudem kann bei starken körperlichen Belastungen, z.B. übermäßige sportliche Betätigung, anhaltender Stress, Zigaretten- sowie hoher Alkohol- und Medikamentenkonsum, der Vitamin-C-Bedarf deutlich erhöht sein – ebenso wie bei bestimmten Erkrankungen, bspw. Diabetes und Infektionen. Menschen, die vermehrt der Sonne ausgesetzt sind, z.B. durch Arbeiten im Freien oder bei längeren Aufenthalten im Hochgebirge, weisen ein hohes Kataraktrisiko und daraus resultierend einen möglicherweise erhöhten präventiven Vitamin-C-Bedarf auf.

Risikogruppen für eine unzureichende Vitamin-C-Aufnahme sind all jene, die generell wenig Gemüse und Obst essen, sowie Menschen, die sich sehr einseitig ernähren oder eine strenge Reduktionsdiät machen. Bei zirka 30 Prozent der Bevölkerung liegt die Vitamin-C-Aufnahme aus Lebensmitteln unter dem Referenzwert (Nationale Verzehrsstudie II, 2008).

Die besten Vitamin-C-Quellen sind Obst, Salate, Gemüse und Fruchtsäfte.

Wer täglich fünf Portionen Gemüse und Obst isst, erreicht die Zufuhrempfehlungen. Über eine entsprechend ausgerichtete Ernährung mit hohem Frischkostanteil sind auch Vit-

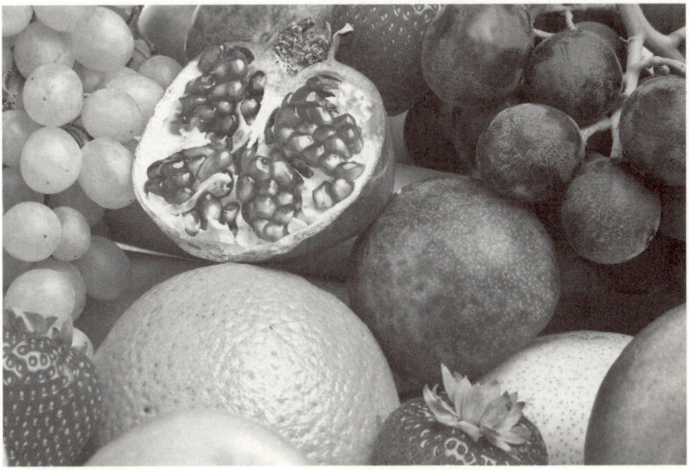

Nicht vergessen: täglich fünf Portionen Obst und Gemüse!

amin-C-Mengen in Höhe von 200 mg pro Tag erreichbar. Allerdings wird der empfohlene Gemüse- und Obstverzehr von den meisten Menschen nicht umgesetzt. Nach Ergebnissen der Nationalen Verzehrsstudie und des Ernährungsberichts 2008 erreichen nur 40 Prozent der Bevölkerung die Zufuhrempfehlung für Obst (250 g pro Tag) und sogar nur 13 Prozent jene für Gemüse (400 g pro Tag). Ebenfalls bedacht werden muss, dass Vitamin C äußerst empfindlich gegenüber Lagerungs- und Zubereitungseinflüssen ist.

Vitamin E – das bekannteste Antioxidanz

Vitamin-E-Verbindungen schützen vor der Anlagerung von reaktivem Sauerstoff. Insbesondere schützt Vitamin E die empfindlichen mehrfach ungesättigten Fettsäuren, die Baubestandteile aller Zellmembranen – auch der Sehzellen – sind. Vitamin E kommt auch in der Augenlinse vor und ergänzt das wasserlösliche Vitamin C in seiner Zellschutzfunktion.

Die besten Nahrungsquellen für Vitamin E sind Pflanzenöle und daraus hergestellte Margarine sowie Nüsse, Ölsaaten und Getreidekeimlinge. Zu empfehlen sind vor allem Raps-, Oliven- und/oder Walnussöl sowie Nüsse (z.B. Walnüsse oder Haselnüsse) oder Mandeln. Auch Hafervollkornprodukte sind ausgezeichnete Vitamin-E-Lieferanten.

Die Zufuhrempfehlung beträgt für Erwachsene 12–15 mg pro Tag. Es wird jedoch davon ausgegangen, dass zur Prävention von Erkrankungen, u.a. von Grauem Star, auch bei diesem Vitamin höhere Zufuhrmengen im Bereich von 30 mg und mehr pro Tag empfehlenswert sind.

Nur wenn ausreichend Vitamin-E-haltige Pflanzenöle verwendet sowie Nüsse und Ölsaaten gegessen werden, besteht die Chance, dem Körper Vitamin E in angemessener Menge zuzuführen. Allerdings sind die höheren Zufuhrempfehlungen zur Vorbeugung bei entsprechendem Lebensmittelverzehr auch mit einer erhöhten Aufnahme an Fettkalorien gleichbedeutend.

Immerhin die Hälfte der Bevölkerung erreicht nicht die empfohlene Zufuhrmenge von Vitamin E (Nationale Verzehrsstudie II, 2008). Ein Vitamin-E-Defizit bei Frauen kann auftreten, wenn die Empfehlung, die Fettaufnahme zu reduzieren, dazu führt, dass das wertvolle Pflanzenöl im Salatdressing weggelassen wird. Die Bemühungen um eine fettarme Ernährung können sich zusätzlich ungünstig auf die Versorgung mit den für die Augenfunktion ebenfalls essenziellen Omega-3-Fettsäuren (DHA) auswirken, wenn bspw. magerer statt fetter Fisch bevorzugt wird. Ferner können Tages- und UV-Licht sowie wiedererhitzte Brat- und Frittierfette zu Vitamin-E-Verlusten in Lebensmitteln führen.

Lutein und Zeaxanthin – Pflanzenfarbstoffe für bestes Sehen

Lutein gehört zu den Carotinoiden, die wiederum zu den sekundären Pflanzenstoffen zählen. In Pflanzen üben Carotinoide zwei wichtige Funktionen aus: Zum einen ermögli-

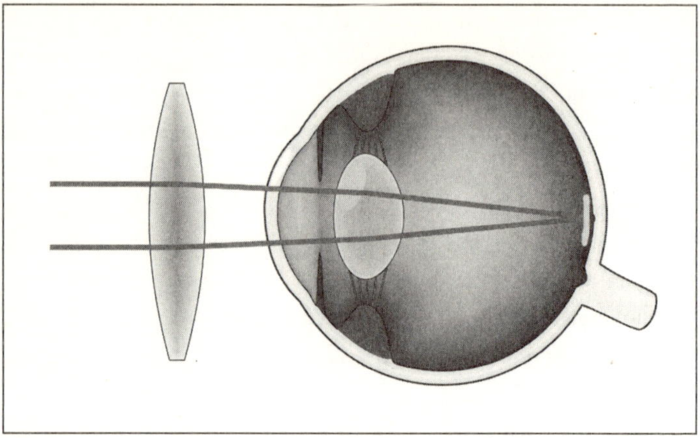

Der gelbe Fleck, ein spezieller Bereich der Netzhaut, ist für scharfes Sehen und Kontraste unverzichtbar.

chen sie die Photosynthese, indem sie den Pflanzen helfen, das Sonnenlicht in für sie nutzbare Energie umzuwandeln. Zum anderen schützen sie Pflanzen vor durch freie Radikale verursachte Schäden infolge von zu starker Lichteinwirkung. Carotinoide dienen den Pflanzen also gewissermaßen als Sonnenschirme. Als Ernährungsbestandteile haben Carotinoide beim Menschen vermutlich eine ähnlich schützende Wirkung – eine Art »Sonnenbrille« von innen. Lutein wirkt nicht als Provitamin A, weshalb seine antioxidative Schutzwirkung überwiegt.

Lutein und Zeaxanthin sind in der Lage, für das Auge gefährliche Strahlen zu absorbieren. Zudem bieten sie Schutz vor freien Radikalen, die u.a. durch das Sonnenlicht kontinuierlich in der Makula gebildet werden.

Die Carotinoide ermöglichen also Schutz vor der so genannten altersabhängigen Makuladegeneration. Es ist wissenschaftlich belegt, dass eine Zufuhr von Lutein und Zeaxanthin über die Nahrung den Gehalt an schützenden Pigmenten in der Makula steigern kann.

Lutein und Zeaxanthin kommen hauptsächlich in Gemüse vor, wie die folgende Aufstellung zeigt. Warum ausgerechnet grüne Gemüse gute Quellen für die gelbfarbigen Carotinoide sind, liegt im hohen Chlorophyllgehalt der Pflanzen begründet. Das grüne Chlorophyll überdeckt das gelbe Pigment. Erst wenn die Blätter welken, werden die gelben Pflanzenfarbstoffe sichtbar.

Gehalt von Lutein und Zeaxanthin in verschiedenen Gemüsen
(Angaben in mg/100 g) (Werte nach Holden et al. 1999)

Gemüseart	Zeaxanthin (mg/100 g)	Lutein (mg/100 g)
Grünkohl	0,17	21,9
Petersilie	*	10,0
Spinat (roh)	0,33	10,0
Brokkoli	0,02	1,9
Blattsalat	0,18	1,8
Erbsen	0,06	1,7
Rosenkohl	*	1,3
Grüne Bohnen	0,44	0,7
Mais	0,53	0,7
Karotte (roh)	0,02	0,3
Tomaten	*	0,1

* keine Werte bestimmt

Die Tabelle verdeutlicht den Wert von grünem Gemüse für die Versorgung mit schützenden Pflanzenfarbstoffen. Der Zeichentrickfigur Popeye bescherte Spinat sagenhafte Muskelkraft, doch für die Augen ist das grüne Blattgemüse mindestens genauso gut.

Wer sich an die Empfehlung hält, täglich mindestens fünf Portionen Obst und Gemüse zu essen, nimmt mit einer Menge, die etwa 650 g dieser Lebensmittel entspricht, auch ausreichend Lutein und Zeaxanthin auf. Tatsächlich beträgt jedoch der tägliche Verzehr von frischem Gemüse und Obst durchschnittlich nur 265 g (Stand: Ernährungsbericht, DGE 2000).

Empfehlungen im Sinne der offiziellen Referenzwerte liegen für die sekundären Pflanzenstoffe nicht vor. Zur Vorbeugung von bzw. zur nahrungsergänzenden Behandlung bei altersbedingter Makuladegeneration werden aber tägliche Dosierungen von mehreren Milligramm empfohlen (vgl. Seite 113 f.).

Noch mehr Farbe für gesunde Augen – Anthocyane aus Heidelbeeren und schwarzen Johannisbeeren

In der Naturheilkunde ist das augenschützende Potenzial der Heidelbeere (Blaubeere) schon seit langem bekannt. Eine »beerenstarke« Ernährung soll für gute Nachtsicht sorgen: Aus diesem Grund aßen Piloten der englischen Air Force im Zweiten Weltkrieg regelmäßig Heidelbeerkonfitüre.

Die wirksamen Schutzstoffe der Heidelbeeren, die auch in roten Trauben, dunklen Kirschen, Brombeeren und schwarzen Johannisbeeren vorkommen, sind die zu den sekundären Pflanzenfarbstoffen zählenden Anthocyane. Sie verleihen Früchten ihre blaue, rote, violette oder fast schwarze Farbe. Ähnlich wie die Carotinoide dienen sie Pflanzen als Sonnenschutz; für Menschen haben sie ein hohes antioxidatives Schutzpotenzial. Anthocyane können deshalb vermutlich auch die besonders stoffwechselaktiven Sehzellen der Retina und ihre damit verbundene Empfindlichkeit gegen Schädigungen durch freie Radikale schützen. Erste Laborversuche an Zellkulturen lassen darauf schließen. Darüber hinaus nimmt man an, dass die farbigen Anthocyane auch die Versorgung der Sehzellen mit Nährstoffen und Sauerstoff sicherstellen, indem sie stabilisierend auf die Blutgefäße wirken. Die feinen Versorgungsgefäße der Aderhaut müssen besonders stabil sein: Blutungen aus mikrofeinen undichten Stellen im Auge würden den Lichtdurchtritt im Auge und somit den Seheindruck beeinträchtigen.

Dieser die Gefäßwand festigende Effekt ist für Diabetiker besonders wichtig. Infolge der Erkrankung treten oft nach einigen Jahren Schäden in den Augen auf. Bei der so genannten diabetischen Retinopathie kommt es zu Blutungen aus den feinen Gefäßen der Aderhaut. Beerenfrüchte mit ihren schützenden Anthocyanen könnten einen wichtigen Beitrag zur Festigkeit der Blutgefäße im Auge leisten.

Experimentelle Studien im Labor belegen diesen Wirkungszusammenhang, während Studien am Menschen kein einheitliches Bild ergeben – vermutlich auch deshalb, weil sie entweder über einen zu kurzen Zeitraum und/oder mit zu geringen Anthocyan-Dosen durchgeführt wurden. Insgesamt ergeben sich aber viel versprechende Hinweise in Be-

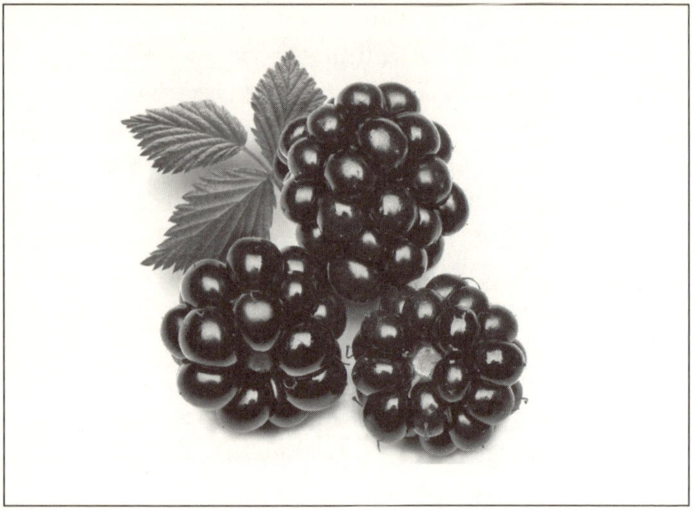

Brombeeren enthalten wie Heidelbeeren und schwarze Johannisbeeren die schützenden Anthocyane.

zug auf eine verbesserte Nachtsicht und Sehleistung, wenn man davon ausgeht, dass sich eine an Beerenfrüchten reiche Ernährung erst nach dauerhaftem Verzehr positiv auswirkt. Entsprechend sollten frische und tiefgefrorene Beerenfrüchte sowie daraus hergestellte Konfitüren und Säfte regelmäßig auf dem Speiseplan stehen. Ferner sind anthocyanreiche Extrakte aus Heidelbeeren oder schwarzen Johannisbeeren in Form von Nahrungsergänzungsmitteln, oft in Verbindung mit anderen für die Augenleistung wichtigen Mikronährstoffen und Schutzstoffen, erhältlich.

Zink – das Multitalent

Zink ist als lebenswichtiges Spurenelement für Wachstum und Stoffwechsel unentbehrlich. Seine biologische Bedeutung dürfte vor allem im Vorkommen von Zink-Metall-Enzymen liegen. Es ist Bestandteil von zirka 200 verschiedenen Enzymen des Stoffwechsels und spielt bei der Insulinspeicherung, der Proteinbiosynthese und für das Immunsystem eine Rolle. Als Bestandteil antioxidativer Enzyme trägt Zink auch zum Oxidationsschutz der Zellen bei.

Zink besitzt auch eine große Bedeutung für die Augenfunktion. Es kommt insbesondere in der Retina in hoher Konzentration vor. Das Spurenelement greift u. a. in den Vitamin-A-Stoffwechsel ein und reguliert die Licht-Rhodopsin-Reaktion im Auge.

Die Zufuhrempfehlung für Zink beträgt 7 mg für Frauen und 10 mg für Männer. Zinkmangel infolge einseitiger Ernährung führt zu Wachstumsstörungen, Appetitlosigkeit, Verzögerung in der Wundheilung und erhöhter Infektionsanfälligkeit. Eine unzureichende Zinkzufuhr wird mit der Entstehung und dem Fortschreiten chronischer Augenkrankheiten in Verbindung gebracht. Veganer, Personen, die häufiger Diäten machen, und ältere Menschen gelten als Risikogruppen für eine nicht ausreichende Zinkversorgung.

Die besten Nahrungsquellen für Zink sind Fleisch, Fisch, Meeresfrüchte und Käse sowie Vollkorngetreide, wie z. B. Hafervollkornprodukte und Weizenkeime.

Selen – das antioxidative Spurenelement

Gegen die schädlichen Angriffe freier Radikale schützt auch das antioxidative Schutzenzym Glutathionperoxidase, an dessen Aufbau und Funktion das lebensnotwendige Spurenelement Selen beteiligt ist.

Selen, Zink, die Vitamine E und C sowie Carotinoide sollten in einem ausgewogenen Verhältnis auf dem Speiseplan stehen. Von einer isolierten und hochdosierten Gabe einzelner Antioxidanzien ist dagegen abzuraten. Selen ist nicht immer ausreichend in pflanzlichen Lebensmitteln enthalten. Sichere Quellen sind tierische Lebensmittel.

Ein guter Selen-Lieferant ist Schweinefleisch. Weitere relativ gute Selenlieferanten sind Fisch und Eier sowie Linsen und Nusskerne.

Vegetarier und Menschen, die sich proteinarm ernähren, haben das höchste Risiko einer Unterversorgung mit Selen. Der Schätzwert für eine angemessene tägliche Selenzufuhr für Erwachsene liegt bei 30–70 mcg.

Vitamin B_2 – Energievitamin und sekundäres Antioxidanz

Vitamin B_2 wird auch als Riboflavin bezeichnet. Dieses Vitamin wurde zuerst in der Milch entdeckt. Da es für die leichte Gelbfärbung der Milch verantwortlich ist, wurde das zur

B-Gruppe gehörende Vitamin zunächst Laktoflavin genannt. Der Name setzt sich aus den lateinischen Wörtern »lacto« für Milch und »flavin« für gelbfarbig zusammen. Riboflavin bedeutet also in etwa »gelbes Enzym«.

Seine Hauptaufgabe im menschlichen Körper liegt in der Beteiligung an der Energiegewinnung aus Fetten und Kohlenhydraten durch Reaktion mit Sauerstoff, was landläufig als »Verbrennung« bezeichnet wird. Daher stammt auch die Bezeichnung »Energievitamin«.

Im Auge übt Vitamin B_2 wichtige Schutzfunktionen aus. Es kommt in hoher Konzentration in Hornhaut und Linse vor. Vitamin B_2 erhält die Linse klar und durchsichtig. Es liegen wissenschaftliche Nachweise vor, dass Menschen mit einer ausreichenden Riboflavinversorgung ein geringeres Risiko haben, an einer Linsentrübung (Katarakt) zu erkranken.

Letztendlich trägt Vitamin B_2 zum Korrosionsschutz des Licht und Sauerstoff ausgesetzten Auges bei. Zurückzuführen ist das auf die sekundäre antioxidative Eigenschaft des Riboflavins. Es ist an der Produktion des Radikalfängers Glutathion beteiligt. Das im Zusammenhang mit Selen stehende antioxidative Schutzsystem kann durch Vitamin B_2 bei der Abwehr freier Radikale recycelt werden. So ist die Bezeichnung »sekundäres« Antioxidanz zu erklären.

Die besten Nahrungsquellen für Riboflavin sind Milch und Milchprodukte, gefolgt von Fisch, Fleisch, Eiern und Vollkornprodukten.

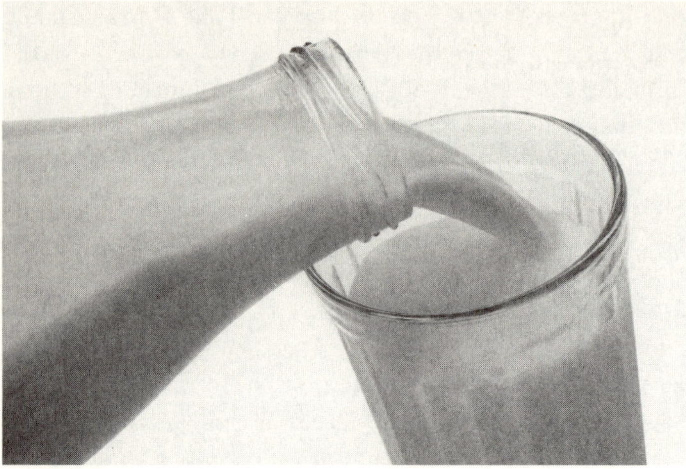

Milch ist eine gute Quelle für Vitamin B_2.

Wer keine Milch verträgt oder mag, läuft am ehesten Gefahr, mit Vitamin B_2 unterversorgt zu sein. Die Empfehlung für eine angemessene Zufuhr liegt bei 1,2 bis 1,6 mg pro Tag.

Energie für das Auge

Der Energiestoffwechsel der Augen ist in hohem Maße abhängig von der Glukoseversorgung über den Blutkreislauf – und damit vom Zustand der Blutgefäße. Glukose, der so genannte Blutzucker, ist für alle Nervenzellen die wichtigste Energiequelle. Mit der Nahrung nehmen wir unterschiedliche Kohlenhydrate auf: Stärke, Haushaltszucker, Milchzucker, Fruchtzucker und Traubenzucker, die landläufige Bezeichnung für Glukose. Sie alle dienen der Bereitstellung von Energie für die verschiedenen Arbeitsleistungen des Körpers – von der Muskeltätigkeit bis zur Kopfarbeit (einschließlich des Sehens).

Allgemein wird empfohlen, mindestens 50 Prozent der täglich benötigten Energie über Kohlenhydrate aus der Nahrung zuzuführen. Menge und Art der Kohlenhydrate stehen aber auch im Zusammenhang mit der Entwicklung chronischer Erkrankungen wie Diabetes mellitus Typ 2, Herz-Kreislauf-Erkrankungen, Fettleibigkeit und Metabolisches Syndrom.

Der glykämische Index

Es ist ein großer Unterschied, ob wir Kohlenhydrate in Form von schnell verfügbaren Zuckern und isolierter Stärke wie in Süßigkeiten, zuckerhaltigen Getränken und Weißmehlprodukten zu uns nehmen – oder aber als langsam verfügbare Kohlenhydrate aus ballaststoffhaltigen Lebensmitteln wie Vollkornhaferflocken, grobkörnigem Vollkornbrot, Gemüse, Hülsenfrüchten und wasserreichen Früchten wie Äpfeln, Beerenobst und Zitrusfrüchten.

Die letztgenannten Lebensmittel weisen einen niedrigen glykämischen Index auf und lassen den Blutzucker maßvoll ansteigen; dies führt dazu, dass der Blutzuckerspiegel über längere Zeit gleich hoch bleibt. Schnell verfügbare Zucker mit einem hohen glykämischen Index bewirken hingegen einen raschen und hohen Blutzuckeranstieg, der eine gesteigerte Insulinausschüttung nach sich zieht. Diese kann zu einem raschen Absinken der Blutzuckerwerte führen, die wiederum Nervosität, Konzentrationsverlust und Heißhunger auslösen können. Hohe Blutzuckerspitzen können sich aber auch negativ auf die Augengesundheit auswirken, indem sie oxidativen Stress, Entzündungsreaktionen und Fettstoffwechselstörungen sowie die Entstehung gefäßschädigender Zucker-Protein-Verknüpfungen (wissenschaftliche Bezeichnung: Advanced Glycosylation End Products bzw. AGEs) hervorrufen. Alle durch eine permanente Zuckerflut in unserer Nahrung ausgelösten Veränderungen führen zu Schädigungen der Gefäßwände, Augenlinsen und Sehzellen.

Vor diesem Hintergrund untersuchte eine US-amerikanische Arbeitsgruppe (Chiu, Milton, Gensler und Taylor, 2007) den möglichen Zusammenhang von glykämischem Index der Nahrung und dem Auftreten der altersbedingten Makuladegeneration. Die Forscher kommen zu dem Schluss, dass eine Senkung des glykämischen Index auch das Risiko für die altersbedingte Makuladegeneration vermindern könnte.

Der vermehrte Verzehr von Vollkornprodukten, Gemüse, Hülsenfrüchten und Obst bietet darüber hinaus weitere Vorteile, die sich aus dem höheren Gehalt an antioxidativen Schutzstoffen sowie B-Vitaminen, Magnesium und Kalium ergeben. So ist z.B. das Vitamin B_1 Zünder für den Kohlenhydrat-Energie-Stoffwechsel.

Die zur Vitamin-B-Gruppe zählende Folsäure stellt über ihre das Homocystein senkende Wirkung ebenfalls einen wichtigen Faktor für die Gesunderhaltung der Blutgefäßwände dar. Homocystein ist in erhöhter Blutkonzentration ähnlich wie Cholesterin ein Gefäßgift. Nicht nur, aber vor allem im Hinblick auf die Augen gilt: »Der Mensch ist so gesund wie seine Gefäße!«

DHA – die »Augen-Fettsäure«

In den letzten Jahren wurde Fett als Hauptverursacher von Übergewicht und ernährungsmitbedingten Krankheiten ausgemacht. Doch bei genauer Betrachtung können im Falle der Auswahl der »richtigen« Fette die gesundheitlichen Vorteile überwiegen. Nahrungsfette versorgen uns mit lebensnotwendigen Fettsäuren sowie den fettlöslichen Vitaminen A, D und E. Über die Qualität bzw. den gesundheitlichen Wert der Fette entscheiden insbesondere die am Aufbau des Fettmoleküls beteiligten Fettsäuren.

Sättigen Sie sich mit Ungesättigtem!

Ernährungswissenschaftler unterscheiden zwischen gesättigten sowie einfach und mehrfach ungesättigten Fettsäuren. Die Natur hilft bei der Auswahl. Je mehr gesättigte Fettsäuren ein Fett enthält, desto fester ist es. Sie kommen sowohl in tierischen als auch von Natur aus festen (teil-)gehärteten Pflanzenfetten vor. Einfach und mehrfach ungesättigte Fettsäuren bewirken dagegen eine weiche bis ölig flüssige Konsistenz.

Gesättigte und einfach ungesättigte Fettsäuren können im menschlichen Körper gebildet werden, bestimmte mehrfach ungesättigte Fettsäuren müssen dagegen mit der Nahrung aufgenommen werden. Sie sind essenziell, d.h. lebensnotwendig. Das betrifft die Omega-6-Fettsäure cis-Linolsäure und die Omega-3-Fettsäure alpha-Linolensäure sowie vermutlich auch die höher ungesättigten langkettigen Omega-3-Fettsäuren Eicosapentaensäure (EPA) und Docosahexaensäure (DHA). Diese essenziellen Fettsäuren erfüllen als Bausteine von Zellmembranen und als Vorstufen hormonähnlicher Reglerstoffe lebenswichtige Aufgaben im menschlichen Stoffwechsel.

Was macht Omega-3-Fettsäuren so gesund?

Kaum ein anderer Nahrungsbestandteil erfährt derzeit so viel Aufmerksamkeit und wissenschaftliche Anerkennung wie die Omega-3-Fettsäuren. Speziell die langkettigen aus fetthaltigen Kaltwasserfischen wie Lachs, Hering, Makrele, Thunfisch und Sardine erweisen sich als wahre Premium-Fettsäuren. Die wichtigsten Omega-3-Fettsäuren aus der Nahrung sind alpha-Linolensäure, Eicosapentaensäure (EPA) und Docosahexaensäure (DHA). Als Bestandteile von Gehirnzellmembranen bewirken und erhalten sie deren Funktionstüchtigkeit. Ein Beispiel: Die hoch ungesättigte langkettige Omega-3-Fettsäure DHA ist für die Entwicklung von Sehkraft und Gehirnleistung beim Neugeborenen unverzichtbar. Sie ist daher ein absolutes Muss in der Ernährung von (werdenden) Müttern während Schwangerschaft und Stillzeit! Die schützenden Effekte von Omega-3-Fettsäuren für die Gesundheit von Herz und Kreislauf sind weithin bekannt. Diese Fettsäuren wirken sich günstig auf die Blutfettwerte, die Fließeigenschaften des Blutes, den Blutdruck und den Herzrhythmus aus. Einige groß angelegte Studien wiesen nach, dass durch eine entsprechende Zufuhr das Risiko eines erneuten Herzinfarkts deutlich gesenkt werden konnte.

Omega-3-Fettsäuren sind darüber hinaus Vorstufen von körpereigenen hormonähnlichen Reglerstoffen, die Entzündungen hemmen und eine vermehrte Bereitschaft zur Schmerzentstehung unterdrücken können.

Nährstoffe für eine gesunde Zukunft

Eigentlich müsste die Geschichte der menschlichen Evolution umgeschrieben werden: Englische Forscher konnten nachweisen, dass die langkettigen, mehrfach ungesättigten Omega-3-Fettsäuren EPA und DHA offenbar als Schlüsselsubstanz für die Heranbildung des menschlichen Gehirns und damit des modernen Homo sapiens fungiert haben. Ernährungswissenschaftler haben herausgefunden, dass die Nahrung des »Ur-Menschen« reichlich DHA und EPA enthielt. Michael Crawford, Professor am Institute of Brain Chemistry an der University of North London, veröffentlichte eine Studie darüber, wie Omega-3-Fettsäuren schon im Mutterleib die Entwicklung von Intelligenz und Sehvermögen des Embryos beeinflussen und Herz-Kreislauf-Erkrankungen im späteren Leben vorbeugen.

Sein US-amerikanischer Kollege Professor William Connor wies bereits 1996 auf einem internationalen Kongress zum Thema Ernährung in Barcelona darauf hin, dass Omega-3-Fettsäuren wichtige Bestandteile von Nerven- und Gehirnzellen sowie der Augennetzhaut seien. Da es sich um essenzielle Nährstoffe handele, müssten sie in ausreichender Menge mit der Nahrung aufgenommen werden. Dies gelte vor allem für Schwangere und Stillende, da speziell die Omega-3-Fettsäure DHA entscheidend für die embryonale und frühkindliche Entwicklung des Nervensystems sowie für das Wachstum sei. Aus diesem Grund plädierte er für die Anreicherung von Säuglingsmilchnahrung mit DHA, um auch Babys, die nicht gestillt werden, und Frühgeborenen eine optimale geistige und körperliche Entwicklung zu ermöglichen.

Schwangeren und Stillenden wird empfohlen, über fetthaltigen Fisch und/oder Nahrungsergänzungsmittel täglich mindestens 200 mg DHA aufzunehmen.

Bedeutung von DHA für den Stoffwechsel der Augen und die Sehfunktion

Die positive Beeinflussung grundlegender Stoffwechselvorgänge durch DHA lässt sich mit ihrer Eigenschaft als funktioneller Bestandteil der Zellmembranen insbesondere von Gehirn- und Nervenzellen sowie der Retina (Netzhaut) erklären. Die Fettsäurezusammensetzung der Zellmembran wird u.a. durch die Ernährung beeinflusst. Gehirn und Augen neigen zur Anreicherung mit langkettigen Omega-3-Fettsäuren. DHA wird in den ersten vier bis sechs Lebensmonaten in besonders hoher Konzentration in den Zellmembranen der Photorezeptoren der Netzhaut und der Sehrinde im Hinterhautlappen des Gehirns eingelagert. Das Gehirn kann zwar DHA aus Vorstufen synthetisieren, der größte Teil der Gehirn-DHA aber stammt aus der bereits vorgefertigten und/oder mit der Nahrung aufgenommenen DHA aus dem Blutplasma.

DHA ist die dominierende Fettsäure im Gehirn und in der Retina. In der Netzhaut hat die DHA strukturelle und schützende Funktionen. DHA beeinflusst im Innern der Zellmembran deren Fluidität, Dichte und Durchlässigkeit – also deren gesamte Funktionsfähigkeit.

Studien haben gezeigt, dass dieser hohe Gehalt an Omega-3-DHA für die photochemische Aktivität des Sehpigments Rhodopsin von großer Bedeutung ist. Rhodopsin wird vermutlich besser durch Licht aktiviert, um anschließend über weitere biochemische Reaktionen Nervensignale auszuführen.

Der DHA kommen aber auch bestimmte Schutzfunktionen in Bezug auf die Sehleistung zu. So schützt die langkettige Omega-3-Fettsäure die Photorezeptoren vor Zelltod und beugt den für die altersbedingte Makuladegeneration typischen Lipofuszinablagerungen in der Retina vor. Fazit: Eine ausreichende Versorgung mit DHA ist eine unerlässliche Voraussetzung für die lebenslange Gesund- und Funktionserhaltung der Augen. Über Studien zur Wirksamkeit von DHA im Zusammenhang mit der Augengesundheit und Sehleistung kommen wir in der Folge noch ausführlicher zu sprechen (siehe Seite 99 ff.).

Warum sind EPA und DHA biologisch besonders aktiv?

Die Omega-3-Fettsäure alpha-Linolensäure aus Lein-, Raps- und Walnussöl ist eine lebensnotwendige Fettsäure und dient im Körper als Vorstufe für die Biosynthese der längerkettigen höher ungesättigten Omega-3-Fettsäuren EPA und DHA, wie sie im Fett bestimmter Kaltwasserfische wie Hering, Makrele, Lachs, Thunfisch und Sardine sowie in bestimmten Mikroalgen (z. B. Ulcenia) vorkommen.

EPA und DHA sind als Baustein der Gehirn- und Sehzellen und als Vorstufe hormonähnlicher Stoffwechselregler schon einen Schritt weiter. Das ist insofern von Bedeutung, da das für die Umwandlung von alpha-Linolensäure in EPA bzw. DHA zuständige Stoffwechselenzym einen gewissen Engpass darstellt. Es muss nämlich auch die konkurrierende Omega-6-Fettsäure-Familie in stoffwechselaktive Folgeprodukte umwandeln. Verschiedene Faktoren, wie Alterung, hoher Genussmittelkonsum, Qualität der Fettsäurezusammensetzung und eine individuelle Veranlagung, hemmen zudem die Aktivität dieses Enzyms. Vor allem aber bewirkt ein deutlicher Überhang an Omega-6-Linolsäure in unserer Ernährung, dass die Umwandlung von alpha-Linolensäure in EPA bzw. DHA in unserem Stoffwechsel wahrscheinlich lediglich zwei bis fünf Prozent ausmacht. Die Umwandlung der für die Augenleistung so wichtigen DHA bleibt dabei weitgehend auf der Strecke.

Jetzt wird klar, warum Ernährungsexperten empfehlen, die Versorgung mit EPA und DHA z.B. durch ein- bis zweimal wöchentlichen Fischverzehr, mit Omega-3-Fettsäuren angereicherte Lebensmittel und/oder in Form von Nahrungsergänzungsmitteln sicherzustellen. Auf diese Weise wird unser Körper unabhängig von jeder Einschränkung bei der enzymabhängigen Stoffwechselumwandlung!

Omega-6-Gamma-Linolensäure

Im Hinblick auf die Gesunderhaltung der Augen kommt neben den Omega-3-Fettsäuren EPA und DHA einer Omega-6-Fettsäure offenbar ebenfalls eine wichtige Bedeutung zu. Es handelt sich um die Omega-6-Fettsäure Gamma-Linolensäure. Diese wirkt entzündungshemmend und hat sich bei trockenen Augen als hilfreich erwiesen.

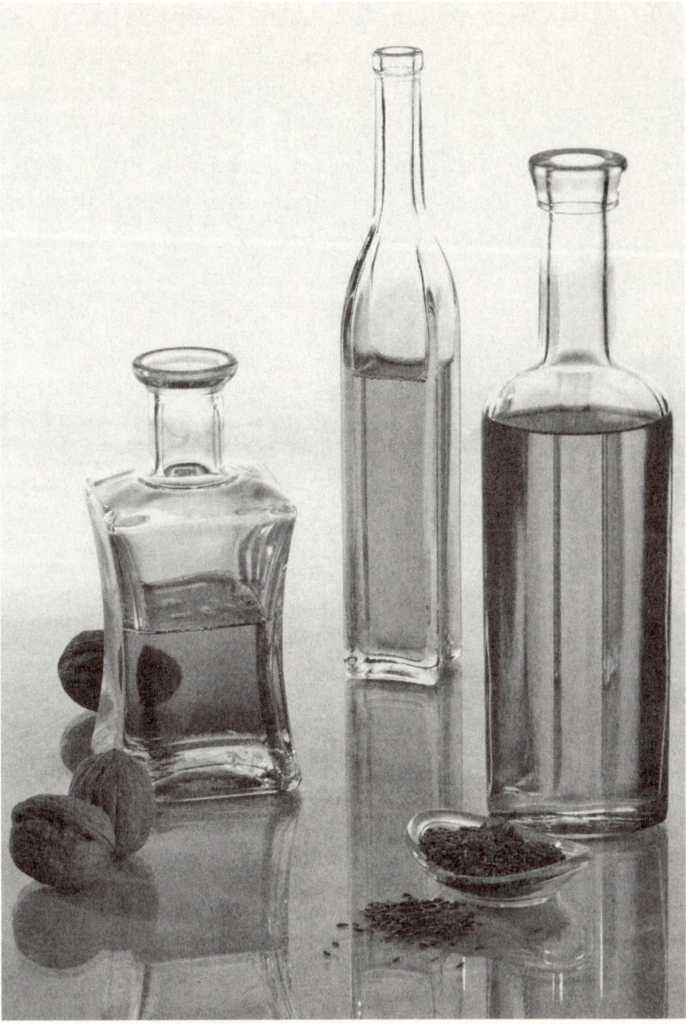

Lein-, Raps- und Walnussöl enthalten die lebensnotwendige Omega-3-Fettsäure alpha-Linolensäure.

Bei vielen Patienten mit trockenen Augen sind die so genannten Meibomdrüsen in ihrer Funktion beeinträchtigt. Bei diesen Drüsen handelt es sich um kleine Talgdrüsen am Lidrand, die für die Produktion der fetthaltigen Schicht des Tränenfilms wichtig sind. Vor kurzem wurde nachgewiesen, dass Patienten, deren Meibomdrüsen nicht richtig arbeiten, von der Einnahme von Linolsäure und Gamma-Linolensäure profitieren, da diese die Funktion der Drüsen verbessern. Linolsäure ist in Keimölen enthalten, Gamma-Linolensäure in Borretschöl. Wichtig ist jedoch, dass in der Nahrung ein ausgewogenes Verhältnis von Omega-3- zu Omega-6-Fettsäuren vorliegt.

Ernährung heute – oft nur wenig augenfreundlich

Es klang an anderer Stelle in diesem Buch schon an, dass der augenblickliche Gemüse- und Obstverzehr bei weitem nicht das Ziel der »Fünf-Portionen-am-Tag«-Kampagne erreicht. Wir müssten eigentlich mindestens ein Drittel, wenn nicht sogar die Hälfte mehr von diesen schutzstoffreichen Fitmachern genießen.

Eine aktuelle Studie des Zentrums für Gesundheit der Deutschen Sporthochschule Köln (DKV-Report: »Wie gesund lebt Deutschland?«, Kurzvorstellung vom 10.08.2010) beleuchtet die Situation genauer.

Zu wenig Gemüse und Obst

Die Regel »5 am Tag« wird im Durchschnitt nur von 12,1 Prozent der Befragten befolgt. Beim Verzehr von Obst und Gemüse gibt es deutliche Unterschiede zwischen den Geschlechtern und Altersgruppen.

> 75 Prozent der Frauen essen täglich Obst und Gemüse, bei den Männern sind es nur 57 Prozent. Auf die empfohlenen fünf Portionen Gemüse und Obst am Tag kommen 14 Prozent der Frauen und knapp 10 Prozent der Männer.

Auffällig ist, dass bei den unter 30-Jährigen jeder Fünfte weniger als dreimal pro Woche Obst und Gemüse isst. Die »5 am Tag«-Regel befolgen nur sieben Prozent der jungen Erwachsenen.

Was den Kohlenhydratverzehr betrifft, so nehmen wir zu viel hochglykämische isolierte Stärke und Zucker mit ihren nachteiligen Folgen für die Gefäßgesundheit – und damit das Versorgungssystem der Augen – zu uns. Vollkorn, Gemüse und Hülsenfrüchte kommen ebenfalls viel zu selten auf den Tisch. Davon ist auch die Versorgung mit der gefäßschützenden Folsäure und den für den Energiestoffwechsel wichtigen B-Vitaminen betroffen.

Fettmenge und Fettqualität entsprechen ebenfalls nicht den Zielvorstellungen für eine augengesunde Ernährung. Wir essen viel zu viel Fett, insbesondere gesättigter Natur. Einfach ungesättigte Fettsäuren (aus Oliven- oder Rapsöl)

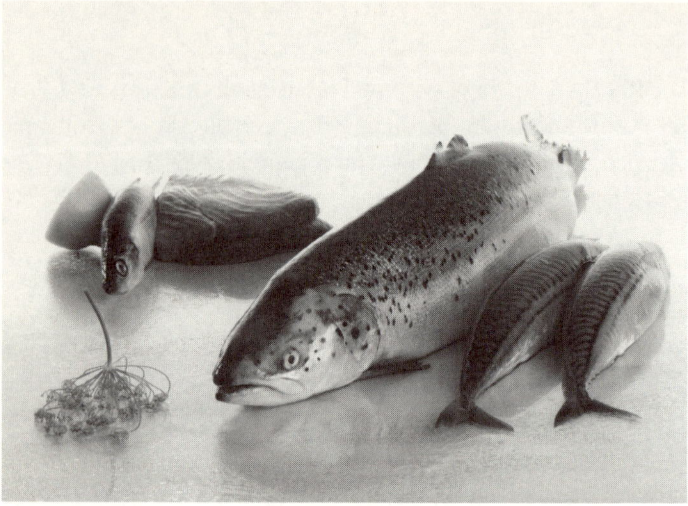

Fetthaltiger Fisch ist ein erstklassiger Lieferant für die aktiven Omega-3-Fettsäuren EPA und DHA.

und langkettige Omega-3-Fettsäuren aus fetthaltigem Fisch kommen dagegen eindeutig zu kurz. Obendrein stimmt das Verhältnis der Omega-6- zur Omega-3-Familie in unserem Speiseplan nicht.

Folgen davon sind die Entstehung entzündlicher Gefäßschädigungen und die Beeinträchtigung der am Sehvorgang beteiligten Komponenten – insbesondere Zellmembranen – im Auge. Beim Kochen sollte z. B. Raps- statt Distelöl verwendet und den Fischfettsäuren ein Vorrang verschafft werden.

Was die lebensnotwendigen und im Rahmen der Sehleistung schützenden Mikronährstoffe betrifft, so ist auch von einer unzureichenden Versorgung mit Zink und Selen auszugehen. Aufgrund der Fettverzichtsappelle der letzten Jahre muss zudem mit einer Unterversorgung an dem antioxidativen fettlöslichen Vitamin E gerechnet werden. Dies betrifft häufig Frauen, die sich sehr fettarm ernähren und weitgehend auf den Genuss hochwertiger Pflanzenöle sowie von Vitamin-E-reichen Nusskernen verzichten.

Um die Ernährung augenfreundlicher zu gestalten, haben wir einen praktischen Ernährungsfahrplan für Ihren Alltag zusammengestellt (vgl. Seite 57).

Augennährstoffe auf einen Blick

Augen-Nährstoff	**Funktion**
Vitamin A Z. B. in Leber, Butter, Vollmilch, fettreichen Fischen, Eiern **Provitamin A /Beta-Carotin** Z. B. in gelb bis rot gefärbten und grünen Obst- und Gemüsearten, z. B. Aprikosen, Mango, Karotten, Brokkoli	Unverzichtbar für die Sehfunktion und gutes Nachtsehen Mangel: Nachtblindheit
Anthocyane Z. B. in Johannisbeeren, Heidelbeeren	Radikalfänger, Nacht- und Dämmerungssehen
B-Vitamine	Energiestoffwechsel des Sehnervs

Vitamin B_1 In Vollkornprodukten, Haferflocken, Fleisch, Milch und Milchprodukten, Fisch	Energiestoffwechsel des Sehnervs
Vitamin B_2 In Fisch, Milch, Fleisch, Eiern, Vollkornprodukten, Leber, Fleisch	Gesunderhaltung der Augenschleimhäute; unterstützt den Vitamin-A-Stoffwechsel
Vitamin B_6 In Vollkornprodukten, Hülsenfrüchten, Milch, Fleisch **Vitamin B_{12}** In Leber, Fleisch, Eiern, Fisch, Milchprodukten **Folsäure** In grünem Blattgemüse, z. B. Spinat, Blattsalaten, Orangen, Vollkorn- produkten	Schutz der Augengefäße vor Homocystein-Ablagerungen
Vitamin C In Obst, Gemüse, Fruchtsäften	Typischer Radikalfänger, Schutz von Linse und Netzhaut
Vitamin D In Leber, Fisch, Pilzen, Margarine, Butter	Schutz vor Entzündungen

Vitamin E In Rapsöl, Olivenöl, Walnussöl, Nüssen, Ölsaaten	Bindet freie Radikale und schützt die Augenlinse
Kupfer In Nüssen, Vollkorngetreide, Innereien	Als Bestandteil von Enzymen, Radikalfänger
Lutein / Zeaxanthin Vor allem in Gemüse (z. B. Grünkohl, Spinat, Mais), aber auch in Obst (Johannisbeeren)	Bestandteile des »gelben Flecks«. Für scharfes Sehen wichtig. Sie schützen die Netzhaut wie eine »Sonnenbrille« von innen vor ultraviolettem Licht.
Omega-3-Fettsäuren **EPA** **DHA** In fettreichem Fisch – z. B. Sardine, Hering, Makrele, Lachs **ALA (alpha-Linolensäure)** Z. B. in Rapsöl, Leinöl, Walnüssen	Gesunderhaltung der Tränendrüsen und des Tränenfilms. Erhält die Funktionsfähigkeit der Augengefäße. Wichtiger Bestandteil der Netzhaut; unverzichtbar für die Sehfunktion Vorstufe für die körpereigene Bildung von EPA und DHA (Umwandlungsrate: 2 bis maximal 10 Prozent)
Omega-6-Fettsäure **Gamma-Linolensäure** In Borretschöl, Nachtkerzenöl	Gesunderhaltung der Tränendrüsen und des Tränenfilms. Wichtig: richtiges Verhältnis zu Omega-3.

Selen In Schweinefleisch, Eiern, Fisch, Linsen, Nusskernen	Zellschutz vor freien Radikalen
Zink In Fleisch, Fisch, Käse, Meeresfrüchten	Zellschutz vor freien Radikalen. Unterstützt die Wirkung des »Nachtsicht«-Vitamins A

Rezeptideen für eine gesunde Sehkraft

Diese Rezepte bieten besonders viele wertvolle Nährstoffe für die Gesunderhaltung der Augen. Allen voran die Pflanzenstoffe Lutein und Zeaxanthin, die vor allem in grünem Gemüse wie Spinat und Brokkoli sowie in Eiern enthalten sind. Lachs und andere fettreiche Kaltwasserfische sowie bestimmte Pflanzenöle liefern die für das Sehen ebenfalls wichtigen Omega-3-Fettsäuren. Und dass Möhren und Kürbis reichlich Provitamin A enthalten, das wird schon durch die gelbe Farbe deutlich.

Frühstück:
- Haferflockenjoghurt mit Beeren

Vorspeisen:
- Möhren-Kürbis-Suppe
- Parmesansalat mit Sardellen
- Vegetarische Quiche

Hauptgerichte:
- Räucherlachsröllchen zu Zucchini-Möhren-Puffer und Quark-Dip
- Lachs-Lasagne
- Forelle in Alufolie auf dem Grill

Nachspeisen:
- Kirschsorbet
- Kirschquark mit Walnüssen
- Brombeer-Joghurt-Eis

FRÜHSTÜCK

Haferflockenjoghurt mit Beeren

Inhaltsstoffe für die Augen: Flavonoide, Anthocyane, B-Vitamine, Vitamin E, Vitamin C, Zink und Kupfer

Für 2 Personen:
250 g gemischte Beeren (Johannisbeeren, Heidelbeeren, Himbeeren)
300 g Naturjoghurt
100 g Haferflocken
4 Stängel Zitronenmelisse

1. Die Beeren verlesen, waschen und vorsichtig trockentupfen. Joghurt mit Haferflocken verrühren.
2. Haferflockenjoghurt mit den Beeren in zwei Portionsschalen schichten.
3. Die Zitronenmelisse waschen und trockenschütteln. Die Blättchen von den Stängeln zupfen und in Streifen schneiden. Melisse über die Joghurts streuen.

Zubereitungszeit: ca. 10 Minuten

Nährwerte pro Portion: 292 kcal, 14 g Eiweiß, 4 g Fett, 46 g Kohlenhydrate

VORSPEISEN

Möhren-Kürbis-Suppe

Inhaltsstoffe für die Augen: Lutein, Zeaxanthin, Omega-3-Fettsäure alpha-Linolensäure, Provitamin A/Beta-Carotin

Für 2 Personen:
200 g Kürbisfleisch
200 g Möhren
80 g Kartoffeln
2 EL Omega-3-reiches Pflanzenöl
1 TL Currypulver
600 ml Gemüsebrühe
100 ml Orangensaft
Cayennepfeffer
2 EL gehackte Petersilie
2 Vollkornbrötchen

1. Kürbis, Möhren und Kartoffeln putzen bzw. schälen und waschen. Von Kürbis und Möhren jeweils 1 Esslöffel dünne Streifen schneiden, beiseitestellen.
2. Restliches Gemüse in Stücke schneiden. Kartoffeln in kleine Würfel schneiden. Kürbis- und Möhrenstücke im heißen Omega-3-Pflanzenöl andünsten. Mit Curry bestäuben und mit Brühe aufgießen. Kartoffelwürfel dazugeben und ca. 15 Minuten garen.

3. Die Suppe mit einem Pürierstab pürieren. Orangensaft dazugießen und mit Cayennepfeffer abschmecken. Gemüsestreifen in die Suppe geben, kurz aufkochen und mit Petersilie bestreut servieren. Dazu in Scheiben geschnittenes Vollkornbrötchen reichen.

Zubereitungszeit: ca. 30 Minuten

Nährwerte pro Portion: 328 kcal, 9 g Eiweiß, 12 g Fett, 45 g Kohlenhydrate

Gut zu wissen: Der Körper benötigt zur optimalen Verwertung von Beta-Carotin Fett. Da Lutein und Zeaxanthin ebenfalls zur Familie der Carotinoide gehören, trifft dies auch für diese beiden wichtigen Augennährstoffe zu. Die Menge an Fett muss dafür nicht einmal besonders hoch sein. Dabei spielt es übrigens keine Rolle, ob das Fett pflanzlichen oder tierischen Ursprungs ist. Butter unterstützt also die Verwertung ebenso wie Pflanzenöl.

Parmesansalat mit Sardellen

Inhaltsstoffe für die Augen: Lutein, Omega-3-Fettsäuren EPA/DHA, Vitamin D, Zink und Vitamin A

Für 2 Personen:
1 Staude Römersalat
4 Sardellenfilets
2 Knoblauchzehen
2 EL Olivenöl
2 weich gekochte Eier (M)
2 EL Balsamicoessig
Meersalz, schwarzer Pfeffer
80 g Parmesankäse, in Späne gehobelt

1. Den Römersalat zerpflücken, waschen und trockenschleudern. Die Salatblätter quer in Streifen schneiden. Die Sardellenfilets kalt abspülen, trockentupfen und klein hacken.
2. Knoblauch abziehen und zum Olivenöl pressen. Eier pellen und mit einer Gabel im Knoblauchöl zerdrücken.
3. Sardellen, Balsamicoessig und 2 EL kaltes Wasser unterschlagen. Mit Meersalz und Pfeffer würzen und locker mit den Salatstreifen vermengen. Auf zwei Teller verteilen und mit Parmesan bestreuen.

Zubereitungszeit: ca. 15 Minuten

Nährwerte pro Portion: 439 kcal, 26 g Eiweiß, 36 g Fett

HAUPTGERICHTE

Räucherlachsröllchen zu Zucchini-Möhren-Puffer und Quark-Dip

Inhaltsstoffe für die Augen: Omega-3-Fettsäuren EPA/DHA, Beta-Carotin, B-Vitamine, Zink

Für 2 Personen:
2 Eier (M)
Pfeffer, Salz
200 g Zucchini
2 Möhren
1 mittelgroße Zwiebel
8 EL feine Haferflocken
8 EL Quark (Magerstufe)
2 Scheiben (100 g) Räucherlachs
4 Stangen Spargel (geschält, gekocht oder aus dem Glas)

Zucchini-Möhren-Puffer:

1. Die Eier in eine mittelgroße Schüssel geben, kräftig mit Pfeffer und Salz würzen und verquirlen.
2. Zucchini und Möhren fein raspeln. Zwiebeln fein wiegen, dazugeben. Haferflocken unterrühren. Alles zu einer glatten Masse kneten.
3. Mit dem Esslöffel Küchlein abstechen und in einer beschichteten Pfanne ohne Fett, bei mittlerer Hitze goldbraun braten.

Räucherlachsröllchen:

1. Quark mit Pfeffer und Salz würzen, glatt rühren.
2. Lachsscheibe vorsichtig mit 1 Teelöffel Quark-Dip bestreichen und um die Spargelstangen wickeln.
3. Diese mit den Zucchini-Möhren-Puffern auf einem großen, flachen Teller anrichten.

Zubereitungszeit: ca. 20 Minuten

Nährwerte pro Portion: 395 kcal, 32 g Eiweiß, 13 g Fett, 37 g Kohlenhydrate

Für den Sommer: Forelle in Alufolie auf dem Grill

Inhaltsstoffe für die Augen: Omega-3-Fettsäuren EPA/DHA

Für 2 Personen:
2 küchenfertige Forellen (ca. 400 g pro Forelle)
1/2 unbehandelte Zitrone
1 Bund gemischte Kräuter
(Dill, Basilikum, Kerbel, Schnittlauch)
1 Knoblauchzehe
60 g Butter
Salz
Pfeffer
1 EL Olivenöl

1. Forellen kalt abspülen und Flossen bis auf die Schwanzflosse abschneiden.
2. Zitrone in Scheiben schneiden. Kräuter putzen und grob hacken. Knoblauch durch eine Presse drücken und mit der Butter mischen. Die Butter mit etwas Salz und Pfeffer würzen.
3. 2 große Stücke Alufolie mit etwas Öl fetten. Die Forellen salzen und auf die Folie legen.
4. Butter, Zitronenscheiben und die Hälfte der Kräuter in die Bauchöffnungen der Forellen füllen. Vorsichtig zudrücken und Alupäckchen schließen.

5. Auf dem heißen Grill von jeder Seite etwa 10 Min. grillen. Päckchen öffnen und die restlichen Kräuter auf die Fische streuen.

Tipp: Der Fisch ist gar, wenn sich die Haut *leicht* abziehen lässt.

Zubereitungszeit: 40 Minuten

Nährwerte pro Portion: 297 kcal, 36 g Eiweiß, 16 g Fett, 1 g Kohlenhydrate

Gut zu wissen: Der beliebte Teichfisch gehört zwar nicht zu den Omega-3-reichen Fettfischen. Trotzdem sind in 100 g Forellenfleisch bereits gut 600 mg Omega-3-Fettsäuren enthalten. Damit leistet auch die Forelle einen guten Beitrag zur augengesunden Ernährung.

Tipp: Dazu einen bunten Salat reichen – das liefert Lutein und Zeaxanthin!

Lachs-Lasagne

Inhaltsstoffe für die Augen: Lutein, Zeaxanthin, Omega-3-Fettsäuren EPA/DHA, Folsäure, Selen, Zink, Vitamin D, Vitamin E

Für 4-6 Personen:
1 Zwiebel
1 Knoblauchzehe
3 EL Öl
ca. 500 g tiefgekühlter Blattspinat
Salz, Pfeffer
Muskat
400 g Lachsfilet
1 TL Zitronensaft
250 g Mozzarella
9 Lasagneblätter (ohne Vorkochen)
2 Gläser Tomatensauce

1. Zwiebel und Knoblauch schälen und fein würfeln. Beides in heißem Olivenöl hell dünsten. Gefrorenen Blattspinat zugeben und zugedeckt bei schwacher Hitze auftauen lassen. Mit Salz, Pfeffer und Muskat abschmecken.
2. Lachsfilet abspülen, trockentupfen und in dünne Scheiben schneiden. Mit Salz, Pfeffer und Zitronensaft würzen. Mozzarella ebenfalls in Scheiben schneiden.
3. Alle Zutaten abwechselnd mit den Lasagneblättern in eine Auflaufform (30 x 20 cm) schichten. Mit Toma-

tensauce beginnen und mit Spinat und Mozzarella abschließen. Im vorgeheizten Backofen bei 200 °C (Umluft: 175 °C) ca. 40 Minuten backen.

Zubereitungszeit: ca. 60 Minuten inkl. Backzeit

Nährwerte pro Portion: 504 Kcal, 32 g Eiweiß, 21 g Fett, 46 g Kohlenhydrate

Gut zu wissen: Wir empfehlen die Verwendung von Olivenöl oder Rapsöl. Diese Pflanzenöle weisen eine günstigere Zusammensetzung der Fettsäuren als Sonnenblumenöl auf. Sonnenblumenöl enthält besonders viele Omega-6-Fettsäuren. Diese sind zwar auch wichtig für unseren Körper – wenn jedoch zu viel von diesen Omega-6-Fettsäuren aufgenommen wird, behindern sie die Wirksamkeit der Omega-3-Fettsäuren. Daher ruhig die Omega-6-Zufuhr drosseln und dafür Omega-3 erhöhen!

Vegetarische Quiche

Inhaltsstoffe für die Augen: Lutein, Zeaxanthin, Vitamin D, Selen, Vitamin C, Folsäure

Für 12 Stücke

Für den Mürbeteig:
250 g Mehl
1 TL Salz
180 g Butter
2–3 EL kaltes Wasser

Für den Belag:
200 g Brokkoli
Salz
2 Zwiebeln
1 EL Butter
3 Eier (M)
1 Becher (200 g) Schlagsahne
Pfeffer aus der Mühle
1 Prise Muskatnuss
100 g geriebener Emmentaler

1. Mehl mit Salz in einer Schüssel mischen. Wasser und Butter in Stückchen zugeben. Alles per Hand zu einem glatten Teig kneten.

2. Teig auf bemehlter Fläche ausrollen, in einer gefetteten Tarteform mit hohem Rand (Durchmesser 24 cm) auslegen, an den Seiten hochdrücken und den Überstand abschneiden. Teigboden mehrmals mit einer Gabel einstechen. Form 1 Stunde kalt stellen.
3. Brokkoli putzen und in Röschen teilen. In Salzwasser 3–5 Minuten garen und abgießen. Zwiebeln pellen, fein schneiden und in der Butter glasig dünsten.
4. Eier mit Sahne verquirlen und mit Salz, Pfeffer und Muskat würzen.
5. Brokkoli, Zwiebeln und Emmentaler auf dem Teig verteilen und mit Eiersahne übergießen. Im vorgeheizten Backofen bei 200 °C (Gas: Stufe 3-4, Umluft: 180 °C) 30-40 Minuten goldbraun backen.

Zubereitungszeit: 70 Minuten + 1 Stunde Kühlzeit

Nährwerte pro Portion: 294 kcal, 7,3 g Eiweiß, 22,5 g Fett, 16 g Kohlenhydrate

NACHTISCH

Kirschsorbet

Inhaltsstoffe für die Augen: Anthocyane, Vitamin C

Für 4 Portionen:
200 g Kirschen
250 ml Kirschsaft
1 EL Zucker
Saft 1/2 Zitrone
Mineralwasser
200 g gemischte Beeren
1 TL Honig
200 ml trockener Sekt
4 Zweige Pfefferminze

1. Die Kirschen waschen, entkernen und einige davon zum Garnieren beiseitelegen. Die übrigen Kirschen mit dem Kirschsaft, dem Zucker und dem Zitronensaft in einen Mixbecher geben und fein pürieren.
2. Das Ganze in einen Messbecher geben und mit so viel Mineralwasser auffüllen, dass Sie 1/2 Liter Grundmasse erhalten. Diese in einer Sorbetiere oder Eismaschine nach Herstellerangaben frieren. Dieser Vorgang dauert etwa 15 bis 25 Minuten, je nach Leistung Ihres Gerätes.
3. Inzwischen die gemischten Beeren vorbereiten und in eine Schüssel geben und mit dem Honig marinieren.

4. Die Beeren in Gläser aufteilen und mit Sekt auffüllen. Das Sorbet mit einem Dessertportionierer abstechen und darauf setzen. Mit den zurückgelegten Kirschen und je einem Zweig Pfefferminze garnieren.

Zubereitungszeit: 15 Minuten, Kühlzeit etwa 25 Minuten

Nährwerte pro Portion: 145 kcal, 1 g Eiweiß, 0 g Fett, 24 g Kohlenhydrate

Kirschquark mit Walnüssen

Inhaltsstoffe für die Augen: Anthocyane, Vitamin C, Omega-3-Fettsäure alpha-Linolensäure

Für 2 Personen
2 Scheiben altbackenes Vollkornbrot ohne Rinde
250 g Süßkirschen
100 g Speisequark (20 %)
200 g Naturjoghurt (1,5 %)
2 TL Zitronensaft
2 TL Honig
2 EL (20 g) gehackte Walnüsse

1. Das Brot grob reiben. Die Kirschen waschen, trocknen und entsteinen.
2. Den Quark mit dem Joghurt und Zitronensaft glatt rühren und mit dem Honig süßen.
3. Die Kirschen, die Brotbrösel und den Quark schichtweise in mehrere Dessertschälchen füllen. Mit den Walnüssen bestreuen und gut kühlen.

Zubereitungszeit: 30 Minuten

Nährwerte pro Portion: 419 kcal, 12,3 g Eiweiß, 18,4 g Fett, 49 g Kohlenhydrate

Brombeer-Joghurt-Eis

Inhaltsstoffe für die Augen: Anthocyane, Vitamin C

Für 2 Personen
75 g Brombeeren
75 g Magermilchjoghurt
75 g Sahne
1/2 EL Zitronensaft
1 1/2 EL flüssiger Honig (= 30 g)

1. Den Behälter des Mixers im Tiefkühlfach gut vorkühlen.
2. Dann alle Zutaten im Mixer fein pürieren, nach Belieben nochmals mit Zitronensaft und Honig abschmecken und in eine Schüssel füllen.
3. Die Eismasse im Tiefkühlfach etwa 1 Stunde gefrieren, dabei immer wieder durchrühren, damit sich keine Eiskristalle bilden.

Tipp: Das Eis sollte frisch verzehrt werden, zum nochmaligen Einfrieren ist es nicht geeignet.

Zubereitungszeit: 10 Minuten

Nährwerte pro Portion: 186 kcal, 2,7 g Eiweiß, 12,2 g Fett, 15,8 g Kohlenhydrate

Kapitel 3

Die Augen gesund halten: Sehstörungen und Erkrankungen der Augen vorbeugen

Besser sehen – dazu trägt aber nicht nur eine ausgewogene Ernährung mit viel grünem Gemüse und Salat, buntem Obst, kernigem Vollkorn und Omega-3-haltigem Seefisch bei.

Die High-Tech-Optik in unserem Kopf ist verletzlich und pflegebedürftig. Obwohl die medizinischen Möglichkeiten von der Vorsorge bis zur Behandlung sich ständig verbessern, nimmt die Zahl derer, die auf Sehhilfen angewiesen sind, kontinuierlich zu. Rund 40 Millionen Deutsche tragen

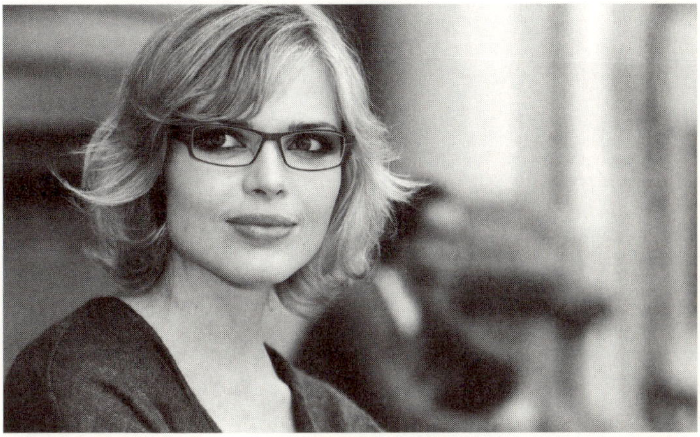

Rund 40 Millionen Deutsche tragen Brille oder Kontaktlinsen.

eine Brille oder Kontaktlinsen – mit steigender Tendenz. Unser Lebensstil kann buchstäblich ins Auge gehen.

Deshalb ist nicht nur eine richtige Ernährung wichtig, sondern auch ein insgesamt augenfreundliches Verhalten. Genau wie der restliche Körper braucht auch das Auge ein Gleichgewicht zwischen Ruhe und Bewegung.

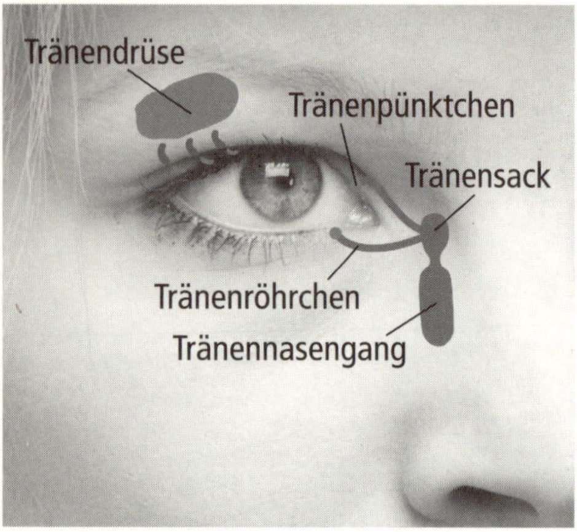

Aufbau des Tränenapparats

Trockene Augen – und was Sie dagegen tun können

Die Tränenflüssigkeit ist für Gesundheit, Funktionstüchtigkeit und Schutz der Augen von Bedeutung (vgl. Seite 12). Wenn wir im »Luftzug« sitzen oder Ventilatoren und Klimaanlagen eine Austrocknung in den Augen verursachen,

Einflussfaktoren für trockene Augen

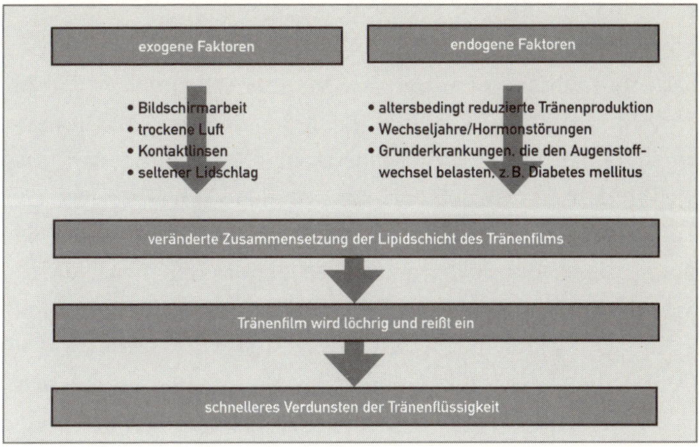

ist das weit mehr als nur eine lästige Begleiterscheinung. Es kommt zu typischen Beschwerden: Die Augen brennen, jucken und sind gerötet.

Weitere Ursachen für trockene Augen sind Tabakrauch, regelmäßiges Arbeiten am Bildschirm, aber auch die Einnahme bestimmter Arzneimittel (z.B. Betablocker oder Antihistaminika), hormonelle Veränderungen in den Wechseljahren sowie spezielle Erkrankungen (u.a. Diabetes mellitus, rheumatische Erkrankungen, Schilddrüsenfunktionsstörungen). Auch entzündliche Prozesse können ein Auslöser sein.

Trockene Augen (Fachbezeichnung: Sicca-Syndrom) treten vor allem bei älteren Menschen immer häufiger auf. Rund 15 bis 25 Prozent der Bevölkerung über 60 Jahre sind davon betroffen – Frauen häufiger als Männer. Ab einem Alter von 50 Jahren lässt die Fähigkeit nach, die für einen funktionsfähigen Tränenfilm erforderliche optimale Zusammensetzung im Lipidanteil (Fettschicht) herzustellen (vgl. Seite 13). Die Tränendrüsen produzieren dann zwar noch genügend Flüssigkeit, doch durch den fehlenden Schutz der inaktiven Lipidschicht verdunstet deutlich mehr davon – bis zu 20-mal mehr als normal. Nach Schätzungen von Experten sind in Deutschland zehn bis zwölf Millionen Menschen von trockenen Augen betroffen, wobei verschiedene Schweregrade unterschieden werden.

Zwei Formen des Sicca-Syndroms

Es wird grundsätzlich zwischen zwei Formen unterschieden. Bei der hypovolämischen Form leiden die Betroffenen aufgrund zu geringer Tränenbildung unter einem Fremdkörpergefühl, müden Augen und Blendempfindlichkeit. Bei der hyperevaporativen Form verdunstet die Tränenflüssigkeit aufgrund einer mangelhaften Zusammensetzung der äußeren Lipidschicht des Tränenfilms sehr schnell.

Die Therapiemöglichkeiten haben zugenommen. Die alleinige Verwendung eines Tränenersatzmittels stellt keine Lösung des Problems dar, sondern führt lediglich zu einer Verbesserung der Symptome.

Inzwischen gibt es eine Reihe von Studien, in denen gezeigt werden konnte, dass die Ernährung einen wichtigen

Einfluss auf Menge und Qualität der Tränenflüssigkeit ausübt.

Bereits im vergangenen Jahrhundert wurden ernährungsorientierte Ansätze zur Behandlung der Krankheit getestet. Personen, die an schweren Formen der Erkrankung litten, wurden Lebertrankapseln mit den Omega-3-Fettsäuren EPA/DHA verabreicht. Heute ist man in der Forschung ein ganzes Stück weiter und hat den Wirkmechanismus der Fischöl-Fettsäuren aufgeklärt.

Studien weisen auf einen doppelten Effekt hin. Dabei geht es einmal um das Thema Entzündungshemmung und zum zweiten um die Versorgung mit Bestandteilen für die Tränenfilmbildung.

Augenstrukturen und Entzündungen

Die Augenstrukturen sind relativ anfällig für Entzündungen. Dies betrifft z.B. die Tränendrüse, die ableitenden Kanälchen, den unteren Lidrand und die Bindehaut. Auslöser können z.B. Reizungen wie Staubpartikel, Zugluft, Allergien, aber auch trockene Raumluft sowie häufiges Arbeiten am Bildschirm bei künstlichem Licht sein. Es kommt zudem umso schneller zu Entzündungen, wenn eine erhöhte Neigung vorliegt.

An dieser Stelle macht sich eine Eigenschaft der Omega-3-Fettsäuren aus Meeresfischen besonders positiv bemerkbar: Die Omega-3-Fettsäuren sind Ausgangsstoffe für entzündungshemmende Stoffe im Immunsystem. Ist der Körper ausreichend mit Omega-3-Fettsäuren versorgt, kann er besonders viele entzündungshemmende Stoffe herstellen – dies wirkt sich auch positiv auf die Augen aus! Fettsäuren sind also Entzündungshemmer und gleichzeitig Bausteine des Tränenfilms.

US-amerikanische Forscher untersuchten mittels der Women's Health Datenbank an der Harvard School of Public Health die Aufnahme von essenziellen Fettsäuren bei 32.470 Frauen. Dabei gelangten sie zu dem bemerkenswerten Schluss, dass die Wahrscheinlichkeit, trockene Augen zu entwickeln, sinkt, je höher die Aufnahme an Omega-3-Fettsäuren ist. Umgekehrt stellten die Wissenschaftler fest, dass sich die Wahrscheinlichkeit, trockene Augen zu entwickeln erhöht, wenn sich das Verhältnis von Omega-3-Fettsäuren zu Omega-6-Fettsäuren zugunsten der Omega-6-Fettsäuren (kommen hauptsächlich in Keimölen vor) verschiebt.

Im Rahmen der umfangreichen »Women's Health Study« (USA) wurden rund 1500 Frauen im Alter ab 45 Jahren untersucht, die »trockene Augen« als Symptom angaben. Bei ihnen zeigten sich deutliche Zusammenhänge zu den Fettsäure-Profilen in der Ernährung. Schlug das Verhältnis der Omega-6-Fettsäuren zu den Omega-3-Fettsäuren deutlich in Richtung Omega-6 aus, so war das Risiko, an trockenen Augen zu leiden, erhöht. Studienteilnehmerinnen, die mindestens fünf bis sechs Portionen Fisch (1 Portion = 113 g) und damit mehr gesunde Omega-3-Fettsäuren aufnahmen, litten seltener unter trockenen Augen als Probandinnen, die nur eine Portion oder noch weniger pro Woche konsumierten. Eine hohe Zufuhr an Omega-3-Fettsäuren lässt sich allerdings in der Praxis eher mit Omega-3-haltigen Nahrungsergänzungsmitteln, d.h. mit fischölhaltigen Kapseln, realisieren. Als Orientierungswert gelten mindestens 300 mg EPA bzw. DHA pro Tag.

Im Auge sind bestimmte Drüsen für die Produktion der Tränenflüssigkeit zuständig, z.B. die Meibomdrüsen, die eine wesentliche Rolle für die Fettzusammensetzung der äußeren Schicht des Tränenfilms spielen.

Die Meibomdrüsen verwenden zur Produktion ihres öligen Sekrets mehrfach ungesättigte Fettsäuren. Das Sekret hat die Aufgabe, die Tränenflüssigkeit vor dem Verdunsten zu schützen.

Eine US-amerikanische Forschergruppe fand heraus, dass die Zufuhr von Omega-3-Fettsäuren (EPA bzw. DHA) die Zusammensetzung des Lipidprofils des Meibomsekrets – und damit der äußeren Fettschicht des Tränenfilms – günstig beeinflusst.

Weitere zellschützende antioxidative Mikronährstoffe und bioaktive Pflanzenstoffe können die Wirkung der in fettreichem Fisch enthaltenen Omega-3-Fettsäuren beim Sicca-Syndrom und zur generellen Unterstützung der Augenfunktion ergänzen.

Sehverschlechterung durch Linsentrübung beim Grauen Star

Das Katarakt, der so genannte Graue Star, zählt zu den degenerativen Augenerkrankungen. Zunächst verursacht er keine Schmerzen. Es können jahrelang Trübungen im Randbereich der Augenlinse bestehen, ohne dass das Sehvermögen merklich beeinträchtigt ist. Allmählich verblassen jedoch Farbeindrücke, und mit zunehmender Trübung der Augenlinse erscheint alles Grau in Grau und unscharf. 90 Prozent aller Katarakte treten ab dem sechsten Lebensjahrzehnt auf. Der Katarakt ist die häufigste Sehstörung im Alter: 50 bis 75 Prozent der Betroffenen sind über 75 Jahre alt.

Die Operation des Grauen Stars zählt zu den effektivsten und am häufigsten durchgeführten operativen Behandlungen überhaupt. Dabei wird die undurchsichtig gewordene Augenlinse durch eine künstliche Linse ersetzt.

Ursachen für den Altersstar sind u.a. eine Beeinträchtigung des Linsenstoffwechsels – hier können Ernährungsmaßnahmen wirksam ansetzen – sowie das ultraviolette Licht der Sonne. Frauen haben ein größeres Risiko als Männer, durch übermäßige Sonnenbestrahlung Grauen Star zu entwickeln. Ein Schutz der Augen durch geeignete Brillen bei Sonnen-, aber auch bei Röntgenbestrahlung kann zur Risikominderung beitragen.

Was die Ernährung anbelangt, so kommt der Versorgung mit Antioxidanzien eine zentrale Bedeutung zu. Die Augenlinse ist durch Licht- und UV-Lichtexposition freien Radikalen ausgesetzt. Hier können Antioxidanzien wie Vitamin C, Vitamin E, Carotinoide – insbesondere Lutein und Zeaxanthin – sowie Selen ihre Schutzfunktion entfalten. Auch der Aufnahme von Folsäure und Vitamin B_2 werden vorbeugende Effekte zugeschrieben.

Zum Einfluss von Lutein und Zeaxanthin auf den Grauen Star liegen eine Reihe von wissenschaftlichen Untersuchungen vor, wenngleich die Beweislage deutlich schwächer als bei der altersbedingten Makuladegeneration ist. Verschiedene Studien liefern Anhaltspunkte dafür, dass ein vermehrter Verzehr von lutein- und zeaxanthinreichem Gemüse das Risiko für Grauen Star deutlich reduziert.

US-amerikanische Forscher stellten bei einer höheren Zufuhr von Lutein und Zeaxanthin mit 6,0 mg pro Tag (im Vergleich zu einer niedrigeren Zufuhr mit 1,3 mg/Tag) ein um 19 Prozent geringeres Risiko für Grauen Star fest. Dazu werteten sie die Daten aus einer Ernährungserhebung bei 36.644 Ärzten im Alter von 45 bis 75 Jahren aus. Bei häufiger Spinat- und Brokkolizufuhr (zwei- oder mehrmals pro Woche) im Vergleich zu einem geringen Konsum (weniger als einmal im Monat) wurde ein 20 bis 50 Prozent geringeres Risiko für Grauen Star beobachtet. Ein ähnliches Bild zeigte sich in einer anderen Ernährungsstudie, die mit Krankenschwestern durchgeführten wurde. Hier wurden allerdings zum Teil Luteinmengen von mehr als 12 mg pro Tag aufgenommen.

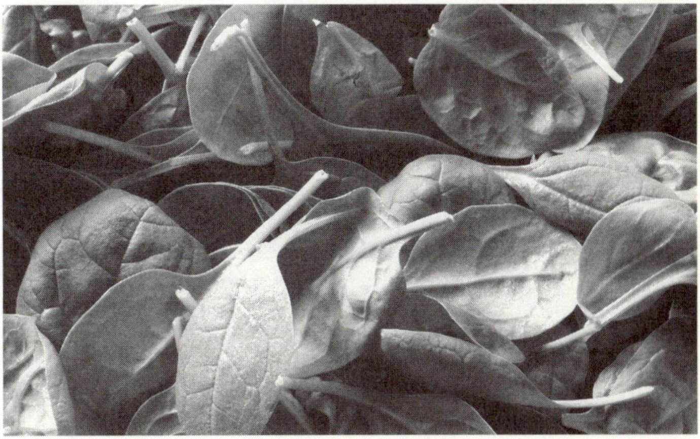

Spinat kann nachweislich das Risiko für Grauen Star senken.

Wenngleich eindeutige Ergebnisse aus Langzeitstudien weiteren Aufschluss erbringen müssen, besteht kein Zweifel an der vorbeugenden Wirkung von grünem Gemüse und Salat.

Makuladegeneration – häufigste Ursache für Erblindung im höheren Lebensalter

Die altersbedingte oder senile Makuladegeneration (AMD) ist in den westlichen Industrieländern die häufigste Ursache für schwere Sehbeeinträchtigungen (bis hin zur Erblindung) im höheren Lebensalter. Die Bezeichnung »altersabhängig« oder »senil« kommt daher, dass die ersten Symptome ab dem 45. bis 50. Lebensjahr auftreten und die Wahrscheinlichkeit der Erkrankung mit steigendem Lebensalter zunimmt. Jeder dritte Über-75-Jährige ist davon betroffen.

Die juvenile (jugendliche) Makuladegeneration tritt dagegen bereits im 10. bis 20. Lebensjahr auf. Bei der Bezeichnung handelt es sich um einen Sammelbegriff für verschie-

Die häufigsten Erblindungsursachen

Die häufigsten Erblindungsursachen	
Erkrankung	Anteil (%)
Altersabhängige Makuladegeneration	50
Glaukom (Grüner Star)	18
Diabetische Retinopathie	17
Katarakt (Grauer Star)	5
Hornhauttrübung	3
Erblindung in der Kindheit	2,4
Andere Ursachen	4,6
Quelle: Bundesverband der Augenärzte Deutschlands	

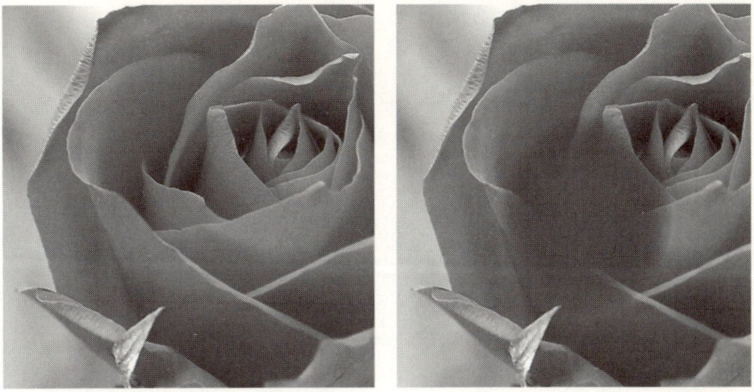

Makuladegeneration: Sicht des gesunden Auges (links) und Sicht des erkrankten Auges (rechts).

dene Erkrankungen des Auges mit ähnlichen Merkmalen. Jede Form der Makuladegeneration kann zu einer fortschreitenden Verschlechterung des Sehvermögens im Netzhautzentrum führen.

Augenärzte unterscheiden darüber hinaus eine feuchte und eine trockene Form der Makuladegeneration. Bei beiden Formen wird die Stelle des schärfsten Sehens, der gelbe Fleck, geschädigt. Bei der trockenen Makuladegeneration werden Stoffwechselprodukte der Netzhaut nicht vollständig abgebaut und sammeln sich zu so genannten Drusen an, während bei der feuchten Form Lücken in der Schicht zwischen Netz- und Aderhaut entstehen, durch die Blutgefäßschlingen wuchern. Aus der trockenen kann sich die feuchte Form entwickeln. Während bei der feuchten Form durch gezielte Medikamentengabe in den Glaskörperraum eine effektive Therapiemöglichkeit zur Verfügung steht, ist bei der trockenen Form der AMD noch kein entsprechender medikamentöser Ansatz verfügbar. Dementsprechend konzentrieren sich die Untersuchungen zu Ursache, Vorbeugung und Behandlung der trockenen AMD vor allem auf die Lebensweise und dabei insbesondere die Ernährung. Auch der genetischen Veranlagung kommt eine wesentliche Bedeutung zu. Einen anerkannten Risikofaktor neben dem hohen Lebensalter stellt das Rauchen dar. Ernährungsbedingte Risiken sind eine erhöhte Blutcholesterinkonzentration, ein hoher Fettkonsum und Übergewicht. Es wird vermutet, dass eine Arteriosklerose der Blutgefäße, die die Retina versorgen, zu einem erhöhten AMD-Risiko beiträgt – ähnlich wie bei Erkrankungen der Herzkranzgefäße. Die Nahrungsfette, die zur Entwicklung von Herz-Kreislauf-Erkrankungen beitragen, spielen wahrscheinlich auch bei der Entstehung der AMD eine Rolle.

Zahlreiche Studien belegten eine Risikominderung für AMD bei vermehrter Aufnahme von Omega-3-Fettsäuren (EPA/DHA) durch Fischverzehr. Der schützende Effekt der Fischfettsäuren wird mit ihrer antientzündlichen Wirkung und der verbesserten Versorgung der Augen mit Nähr- und Schutzstoffen in Verbindung gebracht. Neben entzündlichen Vorgängen spielen bei der Entstehung von AMD auch Schädigungen durch freie Radikale eine große Rolle. Der degenerative Prozess der Makula wird besonders durch die unter Einfluss von UV-Licht gebildeten freien Radikale begünstigt. Die Strukturen und Funktionen der Retina – und hier besonders der Makula –, aber auch der Linse, sind gegenüber freien Radikalen sehr verletzlich. Da die Makula sich vor schädlichen Lichteinflüssen nur durch Einlagerung der Carotinoide Lutein und Zeaxanthin schützen kann, kommt der Nahrungsversorgung mit diesen sekundären Pflanzenstoffen größte Bedeutung zu.

Grünes Gemüse für das gelbe Makulapigment

Lutein und Zeaxanthin sind als einzige Carotinoide in der Lage, das in diesem Zusammenhang schädliche Blaulicht aus dem Lichtspektrum herauszufiltern. Dies ist für den Schutz der Augen von enormer Bedeutung, da das blaue Licht die Augenzellen durch die Entstehung von freien Radikalen schädigen kann. Ein »schwaches« Makulapigment kann dazu führen, dass zu viel von diesem Blaulicht durchgelassen wird. Um das AMD-Risiko zu verringern, ist es ratsam, für hohe Lutein- und Zeaxanthinspiegel und auf diese Weise für die Erhaltung des Makulapigments zu sorgen.

Bereits 1994 entdeckte Dr. Johanna Seddon zusammen mit ihrem Forscherteam von der Harvard-Universität einen Zusammenhang zwischen carotinoidreicher Ernährung, insbesondere mit dunkelgrünem Blattgemüse wie Spinat und Brokkoli, und einer signifikanten Verringerung der altersbedingten Makuladegeneration. Dr. Seddon rät demgemäß zum vermehrten Verzehr von dunkelgrünem Gemüse, das reich an Lutein und Zeaxanthin ist.

In der Zwischenzeit existiert eine Vielzahl von Studien, die den positiven Effekt dieser Carotinoide untermauern und dazu beigetragen haben, den zugrunde liegenden Schutzmechanismus aufzuklären.

Nahrungsantioxidanzien, insbesondere Lutein und Zeaxanthin sowie die Omega-3-Fettsäuren EPA und DHA, sind derzeit die einzigen Möglichkeiten zur gleichzeitigen Reduzierung des Krankheitsrisikos und zur Behandlung der AMD. Das betrifft sowohl Maßnahmen hinsichtlich der Ernährung als auch eine nahrungsergänzende Aufnahme dieser Stoffe. Ein Gericht, das diese Schutzfaktoren in schmackhafter Weise zusammenbringt, ist bspw. gedünsteter Lachs auf Blattspinat.

Näheres über den Stand der Forschungen zum Zusammenhang von Nahrungsfaktoren und AMD finden Sie ab Seite 98.

Was Betroffene tun können

Während sowohl zur Risikoreduzierung als auch bei bereits bestehender Erkrankung eine gemüsereiche Kost einen positiven Effekt hat, liegt die größte Chance für den Erhalt der Sehkraft in der Früherkennung. Ab dem 40. Lebensjahr sollten Sie sich einmal jährlich vom Augenarzt untersuchen lassen, damit eine evtl. vorliegende Makuladegeneration möglichst frühzeitig erkannt wird. Die Krankheit wird vom Betroffenen selbst oft erst relativ spät bemerkt, weil mit dem zweiten, gesunden Auge die Fehlfunktion des erkrankten Auges zunächst ausgeglichen werden kann.

Der Selbsttest

Einen ersten Hinweis kann ein Selbsttest mit dem so genannten Amslernetz erbringen. Mithilfe dieses Tests lässt sich die Sehkraft der Netzhaut beider Augen überprüfen.

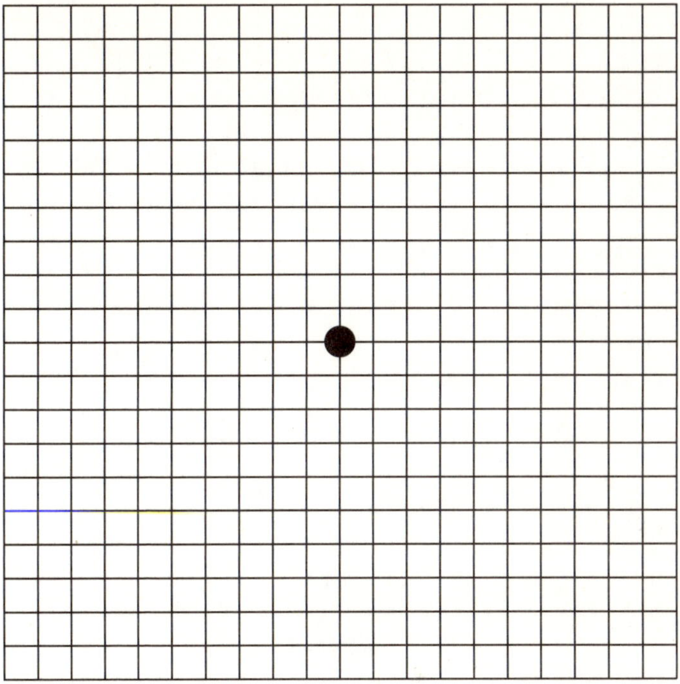

- Sehen Sie sich die Abbildung aus normaler Lese-Entfernung an. Wenn Sie eine Lesebrille verwenden, setzen Sie sie auf.
- Decken Sie ein Auge locker ab, und fixieren Sie mit dem anderen Auge den Punkt in der Mitte des Netzes.
- Wenn Sie die Linien an manchen Stellen wellenförmig oder verzerrt sehen (Abbildung A) oder wenn sie teilweise fehlen (Abbildung B), kann das ein Hinweis auf eine Schädigung der Netzhautmitte sein. In diesem Fall sollten Sie einen Augenarzt aufsuchen.

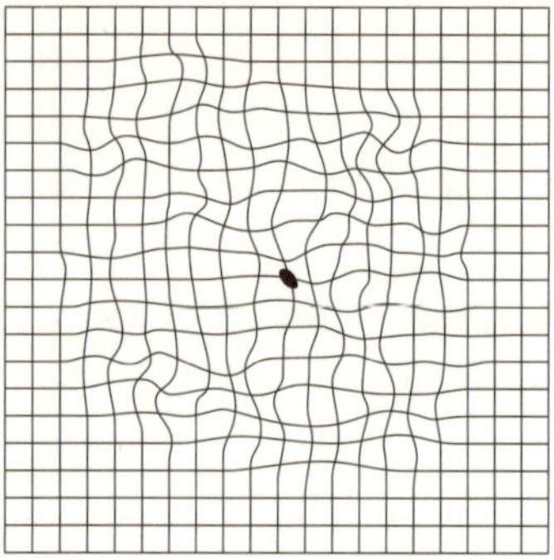

Abbildung A

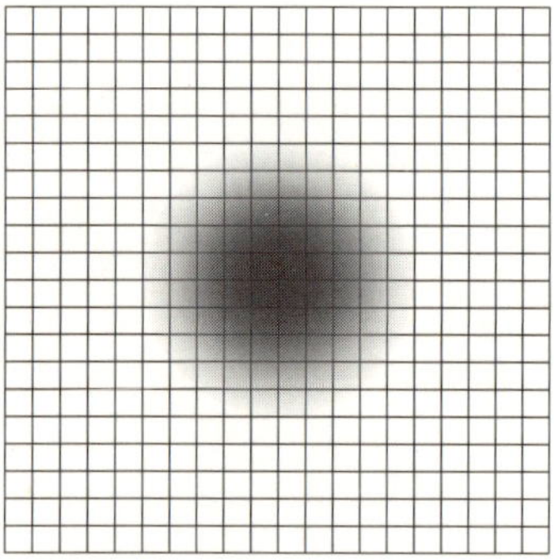

Abbildung B

– Wiederholen Sie den Test mit dem anderen Auge.

Da sich aus der trockenen Form der Makuladegeneration eine feuchte entwickeln kann, sollten an trockener AMD Erkrankte den Test möglichst wöchentlich durchführen. Der

Zeitfaktor ist äußerst wichtig: Die Blutgefäße können rasch in Richtung des Sehzentrums wachsen, so dass die Erhebungen der Netzhaut zu dem im Test feststellbaren unebenen Bild führen. Informieren Sie Ihren Augenarzt umgehend von einer eventuellen Verschlechterung. Jede Behandlung kann ein weiteres Fortschreiten der Erkrankung aufhalten, während bereits eingetretene Schädigungen der Makula nicht rückgängig gemacht werden können. Deshalb sind ein rechtzeitiges Eingreifen und eine regelmäßige Beobachtung durch den Augenarzt so wichtig.

Grüner Star (Glaukom) – gestörte Zirkulation des Kammerwassers im Auge

Das Glaukom ist nach der altersbedingten Makuladegeneration die zweithäufigste Ursache für Erblindungen. 15 bis 20 Prozent aller Blinden dürften ihr Augenlicht aufgrund eines Glaukoms verloren haben. Die häufig chronische Form des Grünen Stars verläuft schleichend. Wenn Symptome wie Ausfälle des Gesichtsfelds auffällig werden, liegen bereits schwere Schäden am Sehnerv vor. Vorsorgeuntersuchungen durch den Augenarzt sind deshalb ab dem 40. Lebensjahr anzuraten.

Meist ist ein erhöhter Augeninnendruck Ursache und zugleich Vorstufe des Glaukoms. Er kann ansteigen, wenn das Kammerwasser nicht abfließen kann, z.B. bei verengtem Kammerwinkel. Durch den erhöhten Druck im Auge werden die Netzhaut und der Sehnerv geschädigt. Über die Behandlung muss der Augenarzt entscheiden, da verschiedene Formen und Ursachen bzw. Risiken vorliegen können. Regelmäßige Kontrolle des Augendrucks und des Gesichtsfelds sind daher unbedingt erforderlich.

Zusammenhänge mit der Ernährung bestehen deutlich weniger als bei anderen Erkrankungen des Auges. Allerdings sollen Nahrungsmittelunverträglichkeiten ebenso wie Koffeinkonsum möglicherweise den Augeninnendruck erhöhen können. Bei einer Unverträglichkeit müssen die betreffenden Lebensmittel ermittelt und ausgeschlossen werden. Kontaktieren Sie ggf. einen Spezialisten.

Ein deutlichere Beziehung besteht wohl zur Versorgung mit Omega-3-Fettsäuren. Eskimos, die traditionell große Mengen dieser mehrfach ungesättigten Fettsäuren konsumieren, leiden wesentlich seltener an bestimmten Glaukomformen. Neuere wissenschaftliche Forschungsarbeiten an Tieren haben ergeben, dass durch gezielte Gabe von Omega-3-Fettsäuren sowohl der Augeninnendruck gesenkt als auch die Abflussbedingungen für das Kammerwasser verbessert werden können.

Nachtblindheit durch Vitamin-A-Mangel

Normalerweise passt sich das Auge den Lichtverhältnissen an. Im Falle von Nachtblindheit ist jedoch die Sehfähigkeit in der Dämmerung und im Dunkeln beeinträchtigt.

Nachtblindheit kann durch einen vererbten teilweisen oder völligen Ausfall des lichtempfindlichen Stäbchenapparats der Netzhaut verursacht sein. Sie kann aber auch die Folge

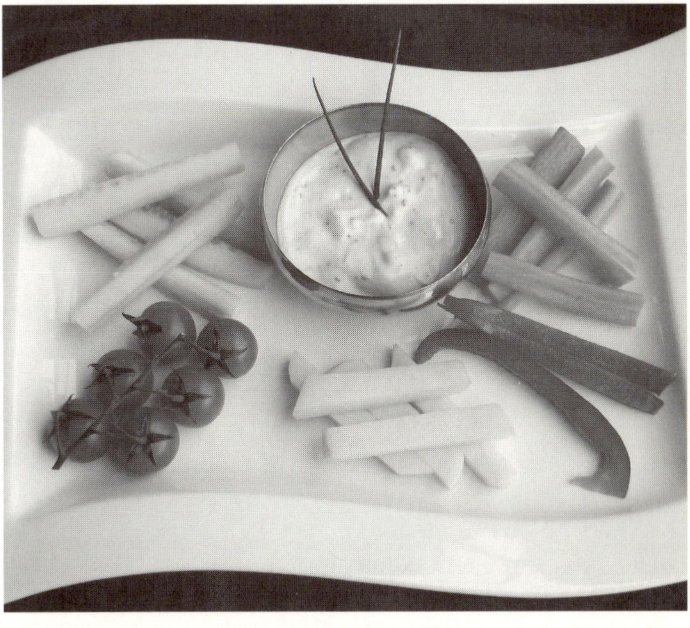

Etwas Fett, z.B. Frischkäse zur Möhrenrohkost erhöht die Verfügbarkeit der Vitamin-A-Vorstufe für den menschlichen Körper.

eines Vitamin-A-Mangels bei entsprechender unzureichender Nahrungsaufnahme oder gestörter Vitamin-A-Verwertung bei Magen-Darm- oder Leber-Erkrankungen sein. Ist Letzteres der Fall, kann eine erfolgreiche Behandlung der Krankheit, die zu den Störungen im Vitamin-A-Stoffwechsel führt, die Nachtblindheit wieder rückgängig machen. Ist ein Vitamin-A-Mangel durch unzureichende Aufnahme mit der Nahrung die Ursache, muss die Versorgung optimiert werden.

Bereits um 1500 v. Chr. war in Ägypten die positive Wirkung von Rinderleber bei Nachtblindheit bekannt. Leber zählt zu den Vitamin-A-reichsten tierischen Lebensmitteln, gefolgt von Eigelb, fettreichen Fischen und fettreichen Milchprodukten wie Käse, Butter, Sahne und Vollmilch. Margarine wird mit Vitamin A angereichert. In einer Vorstufe (Pro-Vitamin A) ist insbesondere das Beta-Carotin aus grünen, gelben und roten Gemüsen und Früchten die wichtigste pflanzliche Quelle für eine gute Vitamin-A-Versorgung.

Im menschlichen Stoffwechsel wird das Provitamin A Beta-Carotin in fertiges Vitamin A umgewandelt. Etwas Fett, z.B. ein Stückchen Butter zum Möhrengemüse oder einige Tropfen Oliven- oder Rapsöl zur Möhrenrohkost, erhöht die Verfügbarkeit der Vitamin-A-Vorstufe für den menschlichen Körper.

Vitamin A ist zudem Baustein des Sehpigments der Stäbchen in der Netzhaut (Retina).

Über Risiken einer höher dosierten nahrungsergänzenden Aufnahme von Vitamin A und Beta-Carotin (Letzteres insbesondere bei Rauchern) wird im nachfolgenden Kapitel informiert. Der erhöhte Konsum von grünem Gemüse,

Obst und daraus hergestellten Säften ist einmal mehr die grundlegende Empfehlung für eine augengesunde Ernährung.

Kapitel 4

Die wissenschaftliche Beweiskraft

Studien zur Erhaltung der Sehkraft im Zusammenhang mit Nahrungsbestandteilen

Bevor wir uns den aktuellen Forschungsergebnissen zuwenden, sollten wir die Historie betrachten. Wie schon im Zusammenhang mit der Nachtblindheit beschrieben, kannten bereits die alten Ägypter die Vitamin-A-reiche Leber als Mittel gegen die Beeinträchtigung der Sehleistung im Dunkeln. Seit einigen Jahren wird diskutiert, wie wichtig eine ausgewogene Ernährung für die Versorgung mit die Augen schützenden Stoffen sein kann.

Wie wir gesehen haben, kann eine ausgewogene Ernährung entscheidend dazu beitragen, die Augen – und damit die Sehkraft – gesund zu erhalten. Die Schutzwirkung von antioxidativen Substanzen in der Nahrung im Hinblick auf die Augengesundheit ist physiologisch und biochemisch einleuchtend. Aufgrund verschiedener ausgewählter Studien, die wir im Folgenden näher vorstellen möchten, deutet sich an, dass antioxidativ wirksame Nahrungsinhaltsstoffe und spezifische mit der Augenfunktion und Sehleistung in enger Verbindung stehende Nährstoffe nicht nur Voraussetzung für den Sehvorgang, sondern auch ein entscheidender Beitrag zur Vorbeugung von Grauem Star und Makuladegeneration sein können. Die größte Beweiskraft besitzen so genannte klinische Studien. Besonders beflügelt hat die Forschung die physiologische Bedeutung der Carotinoide Lutein und Zeaxanthin im gelben Fleck des Auges. Dass eine Nahrungszufuhr dieser Carotinoide den Gehalt an Pigmenten im Auge steigern kann, zeigte eine Studie von Trieschmann und Kollegen 2007 mit einem entsprechenden Ergänzungsmittel. Das Auge ist in der Lage, die aufgenommenen Carotinoide zu speichern. Das war dadurch zu erkennen, dass die Pigmente auch nach Absetzen der Nahrungsergänzung auf höherem Level erhalten blieben, während ihre Konzentration im Blut wieder auf die Ursprungswerte abgenommen hatte.

In diese LUNA-Studie aus Münster wurden 108 Personen einbezogen, von denen mehr als 90 Prozent bereits unter AMD litten. Über einen Zeitraum von sechs Monaten wurde den Studienteilnehmern ein Nährstoffpräparat, das 12 mg Lutein und 1 mg Zeaxanthin sowie weitere antioxidative Mikronährstoffe enthielt, verabreicht. Im Vergleich zur Kontrollgruppe, die das Nahrungsergänzungsmittel nicht erhalten hatte, kam es zu einer deutlichen Erhöhung der Pigmentdichte in der Makula.

Aber auch Studienergebnisse zu Omega-3-Fettsäuren verdienen besondere Beachtung und haben dazu geführt, dass besonders der Kombination von Lutein und Zeaxanthin mit den langkettigen Omega-3-Fettsäuren größte Aufmerksamkeit seitens der Wissenschaftler zukommt.

Eine neuere europaweite Untersuchung von Augood und Kollegen aus dem Jahr 2008 gelangt zu dem Ergebnis, dass der regelmäßige Genuss von Omega-3-haltigem Meeresfisch das Risiko einer feuchten AMD deutlich verringern kann. Diejenigen der über 65-jährigen Teilnehmer der Studie, auf deren Speiseplan mindestens einmal wöchentlich fettreicher

Der Omega-3-Gehalt in verschiedenen Fischen

Gehalt an Omega-3-Fettsäuren (EPA/DHA) in verschiedenen Fischen (in mg/100 g)*			
	EPA-Gehalt	DHA-Gehalt	EPA/DHA gesamt
Lachs	700	1900	2600
Hering	700	1200	1900
Makrele	700	1100	1800
Sardine	600	800	1400
Forelle	140	500	640
Seelachs/Köhler	100	340	440
Kabeljau/Dorsch	70	190	260

* Die Werte unterliegen natürlichen Schwankungen. Quelle: Soud, Fachmann, Kraut (2008): Die Zusammensetzung der Lebensmittel – Nährwert-Tabellen (Zahlen gerundet)

Fisch stand, hatten nur ein halb so hohes Risiko wie Probanden, die weniger als einmal pro Woche Fisch zu sich nahmen.

Die Gruppe mit der höchsten Zufuhr an Omega-3-Fettsäuren (EPA/DHA) senkte ihr Risiko sogar um 70 Prozent. Der Verzehr von magerem weißem Fisch zeigte dagegen keine statistisch messbaren Effekte. Die Autoren der Studie weisen zudem darauf hin, dass Fisch auch Vitamin D enthält, das möglicherweise einen zusätzlichen Schutz vor Makuladegeneration bieten könnte. Bei der Untersuchung waren die Teilnehmer, die am häufigsten Fisch verzehrten, auch am besten mit Vitamin D versorgt. Wegen der entzündungshemmenden Eigenschaften von Vitamin D war eine Schutzwirkung gegen AMD schon von anderen Wissenschaftlern vermutet worden.

Regelmäßigen Fischkonsum empfiehlt auch eine australische Studie der Universität Melbourne (Chong et al., 2008), bei der neun verschiedene Untersuchungen mit zusammen fast 89.000 Teilnehmern verglichen wurden. Demnach kann das Risiko für eine Makuladegeneration durch fischreiche Ernährung mit einem hohen Gehalt an Omega-3-Fettsäuren um bis zu 38 Prozent gesenkt werden. Zwei wöchentliche Fischmahlzeiten verringerten das Risiko sowohl für frühe als auch fortgeschrittene Formen.

Die AREDS-Studie – ein Meilenstein im Kontext Ernährung und Augengesundheit

Bereits 1986 brachte das National Eye Institute der USA die Age-Related Eye Disease Study (AREDS), übersetzt »altersbedingte Augenerkrankungen-Studie« zur antioxidativen Schutzwirkung hochdosierter Gaben von Vitamin C, Vitamin E, Beta-Carotin sowie Zink auf den Weg. 1992 wurden die ersten Patienten in der Studie berücksichtigt. Mit der Veröffentlichung der Ergebnisse (2001) haben Antioxidanzien als Nahrungsergänzung Einzug in die ärztliche Praxis gehalten. Seitdem diese klinische Studie vorliegt, empfehlen immer mehr Augenärzte ihren AMD-Patienten die Einnahme von Nährstoffpräparaten, die sich in ihrer Zusammensetzung und Dosierung oftmals an dem in der Studie eingesetzten Präparat orientieren. Die Studie ergab, dass durch die Gabe von hochdosierten Antioxidanzien und Zink die Wahrscheinlichkeit eines Fortschreitens der AMD und die Entwicklung zu einer feuchten Form innerhalb von fünf Jahren um 25 Prozent und die Wahrscheinlichkeit eines Sehverlusts um 19 Prozent verringert werden konnte.

Die Mikronährstoffdosierung in der AREDS-Studie betrug:

- 500 mg Vitamin C
- 400 I.E. Vitamin E (I.E. = Internationale Einheit)
- 15 mg Beta-Carotin

- 80 mg Zink und
- 2 mg Kupfer (wurde gegeben, um einen durch isolierte Zinkgaben bedingten Kupfermangel zu verhindern)

Zusammensetzung und Dosierung entsprechen jedoch nicht mehr den heutigen Kenntnissen der Ernährungsmedizin. Hochdosiertes Beta-Carotin, wie es in der AREDS-Studie eingesetzt wurde, sollte Rauchern nicht verabreicht werden, weil es das Risiko für Lungenkrebs signifikant erhöhen kann. Weitere Kritikpunkte sind die sehr hohen Vitamin E- und Zinkgehalte und die Möglichkeit einer Überdosierung. Im Grunde genommen handelt es sich bei der ursprünglichen Formel um ein Arznei- und nicht um ein Nahrungsergänzungsmittel. Dagegen standen die Carotinoide Lutein und Zeaxanthin sowie die Omega-3-Fettsäuren EPA/DHA während der ersten Durchführung der Studie noch nicht zur Verfügung. In der Nachfolge-Studie AREDS II wurden diese Stoffe berücksichtigt und die Zinkgaben auf 25 mg gesenkt.

Die AREDS-II-Studie wurde 2008 begonnen. Es soll untersucht werden, ob eine zusätzliche Gabe von hochdosierten Omega-3-Fettsäuren (650 mg EPA, 350 mg DHA) und 10 mg Lutein sowie 2 mg Zeaxanthin die Wahrscheinlichkeit der Entstehung oder des Fortschreitens einer AMD beeinflusst. In den nächsten fünf Jahren werden mehr als 100 augenärztliche Zentren in den USA in die Untersuchung einbezogen. Durch die Ergebnisse der AREDS-II-Studie, die spätestens 2015 abgeschlossen sein soll, werden abschließende und richtungsweisende Nachweise auf dem Gebiet der Nährstoffforschung und Augengesundheit erwartet.

LUTEGA – ein weiterer Baustein in der Beweiskette von Lutein und Zeaxanthin sowie Omega-3-Fettsäuren und Verbesserung der Sehleistung

Ist eine Verbesserung des Sehens bei bestehender Makuladegeneration möglich? Eine Antwort auf diese Frage soll die LUTEGA-Studie geben. Darin untersuchen Wissenschaftler der Universitäts-Augenklinik Jena und vom Institut für Ernährungsforschung, wie sich die Gabe von Nährstoffpräparaten mit Lutein und Zeaxanthin, den Omega-3-Fettsäuren EPA und DHA sowie Antioxidanzien bei 200 Patienten mit trockener AMD auswirkte. Dr. Jens Dawczynski hat auf der 17. Fachtagung der Deutschen Gesellschaft für Ernährung im Herbst 2009 die vorläufigen Ergebnisse vorgestellt.

Im Rahmen der bisherigen Auswertung von 62 Patienten nach einem Zeitraum von zwölf Monaten konnten die Forscher in der Gruppe, die die Nahrungsergänzungsmittel erhielt, einen deutlichen Anstieg der Makulapigmentdichte beobachten. Bei den Studienteilnehmern, die keine entsprechenden Präparate einnahmen, wurde dagegen ein deutlicher Abfall festgestellt. Besonders viel versprechend ist die Beobachtung, dass bei den Personen, die die Nahrungsergänzungsmittel einnahmen, eine leichte Sehkraftverbesserung eintrat, während bei den anderen die Sehkraft abnahm. Außerdem konnte in der behandelten Gruppe in Einzelfällen eine Verringerung der Drusendichte festgestellt werden.

Diese Studie ist noch nicht abgeschlossen, so dass man die Endauswertung abwarten muss, um die Ergebnisse abschließend bewerten zu können. Trotzdem decken sich die bisherigen Beobachtungen mit anderen bereits abgeschlossenen Studien.

Die vorläufigen Ergebnisse weisen demnach darauf hin, dass Nahrungsergänzung einen deutlich positiven Effekt auf die Anreicherung des Makulapigments sowie die Stabilisierung der Sehschärfe hat. Von Dr. Jens Dawczynski wurde eine Gabe von Nahrungsergänzungsmitteln mit Lutein und Zeaxanthin sowie Omega-3-Fettsäuren als positiv für den Krankheitsverlauf der trockenen AMD bewertet.

Neue Studienergebnisse auf dem Internationalen Kongress Deutscher Ophtalmochirurgen (DOC) in Hamburg

Augenärzte haben im Herbst 2010 die Ergebnisse einer weiteren interessanten neuen Studie vorgestellt. Die Forscher wollten herausfinden, ob sich durch die Einnahme eines Nährstoffpräparats die Makulapigmentdichte und das Trockenheitsgefühl der Augen positiv beeinflussen lassen. Zu diesem Zweck verabreichten sie einem Teil der Studienteilnehmer vier Monate lang täglich ein Nährstoffpräparat mit 12 mg Lutein, 1 mg Zeaxanthin, 750 mg Omega-3-Fettsäuren in Form von EPA und DHA, Borretschöl, Zink sowie weiteren Spurenelementen und Vitaminen. Andere Probanden nahmen über denselben Zeitraum hinweg ein Placebo – also ein Präparat ohne Wirkstoffe – ein.

Zu Beginn der Studie sowie nach zwei und nach vier Monaten wurden die Studienteilnehmer untersucht. Dabei machte man bei denjenigen Teilnehmern, die das wirkstoffhaltige Präparat eingenommen hatten, bemerkenswerte Beobachtungen.

Zum einen konnte eine Erhöhung der Makulapigmentdichte nachgewiesen werden, zum anderen verbesserte sich die Zusammensetzung der Tränenflüssigkeit. Gleichzeitig verringerte sich das mit trockenen Augen häufig einhergehende Jucken. Personen, die Tränenersatzmittel verwendeten, konnten die Anwendung dieser Mittel um immerhin 40 Prozent reduzieren.

Mit dieser Studie ist den Forschern der Nachweis gelungen, dass Nahrungsergänzung den Augenstoffwechsel positiv von »innen« beeinflussen kann.

Beim Erhalt der Sehkraft geht es nicht nur um AMD

Die positiven Effekte von Lutein und Zeaxanthin sowie Omega-3-Fettsäuren erstrecken sich noch auf ganz andere Bereiche. Die Rede ist hier von der Retinitis pigmentosa, einer vererbten Netzhauterkrankung. Dabei erfolgt eine Degeneration von Photorezeptorzellen in der Netzhaut, die zu einem fortschreitenden Verlust der Sehkraft führt. Einer von 4000 Menschen ist davon betroffen.

Eine in der Fachzeitschrift *The Archives of Ophthalmology* veröffentlichte Studie hat gezeigt, dass die kombinierte Einnahme von Lutein und Vitamin A scheinbar zu einer Verlangsamung des Krankheitsverlaufs (und damit dem Verlust der Sehkraft) führen kann. Dabei wurde eine Dosierung von 12 mg Lutein in Kombination mit 15 000 I.E. Vitamin A eingesetzt.

Bildschirmarbeiter können von der Lutein- und Zeaxanthineinnahme profitieren

Es liegen inzwischen auch Studien vor, die belegen, dass Lutein und Zeaxanthin die Augen vor den schädlichen Auswirkungen der Arbeit am Computer schützen können. Wenn die Augen Langzeitbelastungen durch die anstrengenden Lichtverhältnisse des Computerbildschirms ausgesetzt sind, kann sich dies sehr negativ auf den Augenstoffwechsel auswirken.

Eine 2009 im *British Journal of Nutrition* veröffentlichte Studie hat diesbezüglich sehr interessante Ergebnisse zu Tage gefördert. Wissenschaftler der Universität Peking fanden heraus, dass die Sehfunktion von ansonsten gesunden Personen, die viel am Bildschirm arbeiten, durch die Einnahme von 12 mg Lutein verbessert werden konnte. Dies betraf insbesondere eine verbesserte Kontrastwahrnehmung. Die Forscher vermuteten daher, dass sich eine höhere Zufuhr an Lutein günstig auf die allgemeine Sehleistung auswirken kann.

Eine andere, mit 22- bis 45-Jährigen durchgeführte und im Jahr 2009 veröffentlichte Studie ergab, dass durch die Einnahme von Lutein und Zeaxanthin in Kombination mit einem Extrakt aus der schwarzen Johannisbeere Ermüdungserscheinungen der Augen entgegengewirkt werden kann. Eine Forschergruppe aus Japan und Singapur fand heraus, dass die Ermüdungserscheinungen, die u.a. durch das stundenlange Starren auf den Bildschirm bedingt sind, durch die Einnahme eines Nahrungsergänzungsmittels mit 5 mg Lutein, 1 mg Zeaxanthin und 200 mg Johannisbeerextrakt verringert werden können.

Darüber hinaus wurde 2008 im Fachmagazin *Optome-*

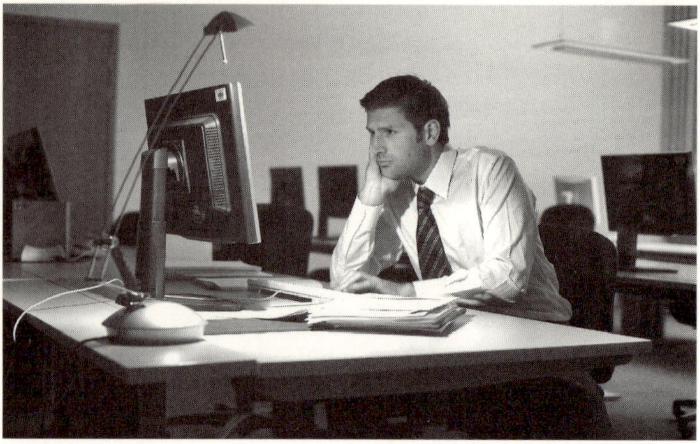

Bildschirmarbeit stellt eine große Belastung für die Augen dar.

try and Vision Science davon berichtet, wie bei Personen mit normaler Sehfunktion die schädlichen Effekte von Lichtblendungen verringert werden konnten. Zu diesem Zweck verabreichten Forscher der University of Georgia 40 gesunden Personen im Alter von Anfang 20 täglich über einen Zeitraum von sechs Monaten ein Nährstoffpräparat mit 10 mg Lutein und 2 mg Zeaxanthin.

Trockene Augen – neue Erkenntnisse über den Schutz durch Nährstoffe

Ein ganz wichtiger Bereich, wenn es um die Gesunderhaltung der Augen geht, darf nicht außer Acht gelassen werden. Die Rede ist von trockenen Augen. Die Problematik kommt dadurch zustande, dass nicht genügend Tränenflüssigkeit gebildet wird oder die Tränenflüssigkeit zu schnell verdunstet, weil sie unzureichend geschützt ist. Dies führt zu trockenen Augen, wodurch sich auch das Risiko für entzündliche Prozesse erhöht. Einer Studie aus Finnland zufolge könnten bis zu 30 Prozent der über 50-Jährigen von mehr oder weniger starken Ausprägungen trockener Augen betroffen sein.

Hier kommen wieder die Fettsäuren ins Spiel. Die Forscher von der Universität Turku stellten 2010 fest, dass sich durch die tägliche Gabe von 2 g Sanddornöl über einen Zeitraum von drei Monaten hinweg die Zusammensetzung des Tränenfilms messbar verbesserte und typische Symptome trockener Augen wie Brennen und Rötung positiv beeinflusst werden konnten. Omega-3- und Omega-6-Fettsäuren, die als Erklärung für die beobachteten Effekte vermutet werden, sind in Sanddornöl enthalten. Die Forscher wiesen auch darauf hin, dass Sanddornöl einen hohen Gehalt an Vitamin E und weiteren Antioxidanzien aufweist. Diese Stoffe könnten ebenfalls positive Effekte bei trockenen Augen haben.

In der Tränenflüssigkeit lässt sich übrigens eine hohe Konzentration an Vitamin C nachweisen. Es dient zum einen dem Oxidationsschutz der Tränenflüssigkeit; zum anderen werden damit die Zellen der Hornhaut (Cornea) versorgt.

Kontaktlinsenträger können den Tragekomfort verbessern

Schätzungen zufolge sind etwa 50 Prozent der Kontaktlinsenträger von trockenen Augen betroffen. Viele Kontaktlinsenträger möchten ihre Kontaktlinsen den ganzen Tag lang tragen. Dabei kann es aber zu Beeinträchtigungen wie Trockenheits- und Fremdkörpergefühl kommen. Doch auch das

Kleben der Kontaktlinse an der Augenoberfläche sowie ein eventuelles Verschwommensehen werden als unangenehm empfunden. Letztlich sind all diese Erscheinungen auf eine zu geringe Tränenfilmmenge zurückzuführen.

Omega-6-Fettsäuren, in Form von Nachtkerzenöl verabreicht, hatten in einer von englischen Forschern am Sussex Eye Hospital durchgeführten Studie positive Effekte bei Kontaktlinsenträgern. An der Studie nahmen 76 Trägerinnen von weichen Kontaktlinsen teil. Probandinnen, die das Nachtkerzenöl erhalten hatten, berichteten nach Ablauf von drei Monaten von einem verbesserten Tragekomfort und geringerem Trockenheitsgefühl. Bestätigt wurden diese Angaben durch die Untersuchung der Tränenflüssigkeit, deren Volumen zugenommen hatte.

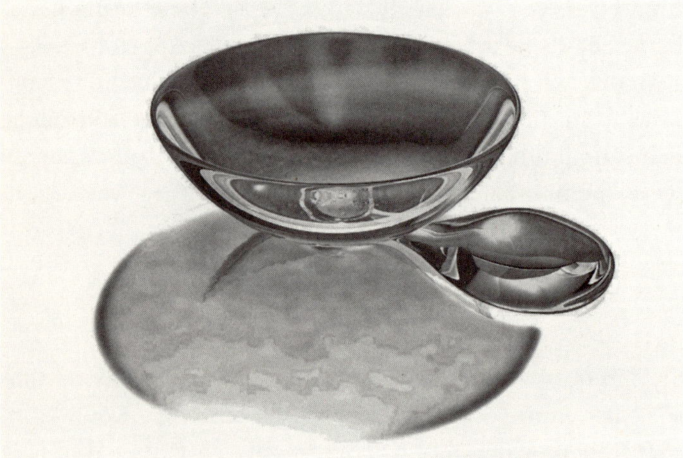

Etwa 50 Prozent der Kontaktlinsenträger leiden unter trockenen Augen.

Zufuhrempfehlungen für Augennähr- und Schutzstoffe anhand der Studienergebnisse

Verschiedene Nähr- und Schutzstoffe – vom Vitamin A bis zum Spurenelement Zink – erhalten unsere Sehkraft und sind für den Sehvorgang unerlässlich. In diesem Abschnitt wollen wir die Frage nach der richtigen und bedarfsgerechten Nähr- und Schutzstoffzufuhr über die Nahrung sowie der korrekten Dosierung im Sinne einer nahrungsergänzenden Aufnahme beantworten. Dabei muss sichergestellt sein, dass die zugeführte Menge – ganz gleich, ob es sich um Lebensmittel oder um Nahrungsergänzungsmittel handelt – sowohl sinnvoll und effektiv als auch unbedenklich ist. Was die Nährstoffaufnahme zur Erhaltung und Sicherstellung der Augenfunktion bei gesunden Menschen betrifft, orientieren wir uns zunächst an den so genannten D-A-CH-Referenzwerten – den Empfehlungen der Deutschen, Österreichischen und Schweizerischen Ernährungsgesellschaften. Was präventive Aspekte bei besonderen Belastungen der Augen oder bereits vorhandenen Beeinträchtigungen der Sehleistung angeht, werden Ergebnisse der in den vorangegangenen Ausführungen beschriebenen Studien und wissenschaftlichen Untersuchungen miteinbezogen.

Die richtige Dosierung von Augennähr- und Schutzstoffen

Vitamin A: Die tägliche Nährstoffdosierung gemäß den Referenzwerten liegt bei 0,8–1,0 mg für Erwachsene. Als obere unbedenkliche Zufuhrmenge für Erwachsene gelten 3 mg, entsprechend 10.000 Internationale Einheiten (I.E.), pro Tag.

Beta-Carotin: Die gesundheitsfördernde Beta-Carotin-Aufnahme mit der Nahrung wird mit 2-4 mg pro Tag angegeben. Die Gesamt-Carotinoid-Aufnahme mit der Nahrung (einschließlich Lutein und Lykopin) liegt bei 6 mg. Als gesundheitlich unbedenklich gilt eine tägliche Zufuhr von bis zu 10 mg, die vor allem von Rauchern nicht überschritten werden sollte. Dies ist insbesondere bei der Verwendung von mit Beta-Carotin angereicherten Lebensmitteln und Nahrungsergänzungsmitteln zu beachten. Die in der ursprünglichen AREDS-Studie verwendete Dosierung von 15 mg ist nach heutigem Kenntnisstand zu hoch.

B-Vitamine: Vitamin B_1 1,0–1,3 mg; Vitamin B_2 1,2–1,5 mg; Vitamin B_6 1,2–1,5 mg und Folsäure 400 mcg (Schwangere 600 mcg) pro Tag.

Vitamin C: Der Referenzwert für die Zufuhr beträgt 100 mg täglich. Zur Prävention werden sogar 150 mg pro Tag empfohlen. Einer Metaanalyse aus verschiedenen Studien 2001 zufolge wird eine minimale tägliche Vitamin-C-Aufnahme von 250 mg zur Risikominderung des Alterskatarakts abgeleitet, ohne dass die Gefahr von Nebenwirkungen bestünde. Eine Aufnahme von 200–300 mg pro Tag gilt als unbedenklich.

Vitamin E: Referenzwerte sind 12 mg (Frauen) bzw. 15 mg (Männer) pro Tag. Zur Prävention gelten 15–30 mg als empfehlenswert. Aus Studien geht eine Schutzwirkung gegen den Grauen Star ab etwa 36 mg pro Tag hervor. Dosierungen, die über 200 mg täglich liegen, sollten nicht ohne vorherige Abstimmung mit dem Arzt angewendet werden. Die in der ersten AREDS-Untersuchung gewählte Dosierung von 400 I.E. pro Tag entspricht immerhin 268 mg D-alpha-Tocopherol, der natürlichen Form des Vitamins. Hierbei handelt es sich um eine Verabreichung von Vitamin E, die einer Dosierung für Arzneimittel entspricht.

Zink und Kupfer: Die täglich empfohlene Zinkzufuhr wird mit 7–10 mg angegeben. Aufgrund der bereits erläuterten Bedeutung von Zink im Rahmen des Vitamin-A-Stoffwechsels und der Sehfunktion sowie des Einsatzes von Zink in entsprechenden vergleichbaren Nährstoff-Formulierungen, die in Studien getestet wurden, kann die Einbeziehung dieses essenziellen Spurenelements in einer Menge von 2,5–10 mg pro Tag zusätzlich, d.h. nahrungsergänzend empfohlen werden. Auf diese Weise wird auch einem eventuellen leichten Zinkmangel bei überwiegend vegetarischer Ernährung, einseitigen Kostformen oder strengen Reduktionsdiäten vorgebeugt (Dosierung 2,5 mg) bzw. eine unzureichende Versorgung oder ein erhöhter Bedarf ausgeglichen (Dosierung 10 mg). Studien haben gezeigt, dass gerade ältere Menschen häufig nur unzureichend mit Zink versorgt sind.

Die ursprüngliche AREDS-Dosierung mit 80 mg Zink muss als deutlich zu hoch betrachtet werden. Hohe Zinkspiegel beeinflussen die Kupferwerte, da beide Spurenelemente in enger Wechselbeziehung zueinander stehen. Der Schätzwert für eine angemessene Kupferzufuhr beträgt 1,0-1,5 mg pro Tag.

Selen: Als Bestandteil des körpereigenen antioxidativen Schutzsystems spielt auch das Spurenelement Selen eine Rolle. Die erstrebenswerte Zufuhr wird mit 30–70 mcg täglich angegeben.

Omega-3-Fettsäuren EPA bzw. DHA

Vergleicht man verschiedene internationale Zufuhrempfehlungen für diese langkettigen, mehrfach ungesättigten Fettsäuren, so ergibt sich eine tägliche Mindestmenge von 300 mg EPA bzw. DHA. Diese zur Gesunderhaltung und Sicherstellung von EPA- bzw. DHA-abhängigen Stoffwechselfunktionen beim gesunden Erwachsenen empfohlene Zufuhrhöhe wird in Deutschland vor allem vom Arbeitskreis Omega-3 e.V. vertreten. Um die Entwicklung der Gehirn- und Sehleistung beim Neugeborenen sicherzustellen, wird Schwangeren und Stillenden geraten, täglich mindestens 200 mg DHA zu sich zu nehmen. In Anlehnung an die in der AREDS-II-Studie gewählte Dosierung der für fetthaltigen Meeresfisch typischen Omega-3-Fettsäuren werden Werte von 150 mg –1000 mg EPA bzw. DHA je nach individueller Risikokonstellation in Erwägung gezogen. Als obere Menge für eine gesundheitlich unbedenkliche Omega-3-Aufnahme gelten bis zu 3000 mg EPA bzw. DHA täglich. Im Zweifelsfall und bei gleichzeitiger Einnahme blutverdünnender Arzneimittel sollten Sie Ihren Arzt fragen.

Sekundäre Pflanzenstoffe (Lutein, Zeaxanthin und Anthocyane): Diesen im Rahmen der Gesundheitsförderung zunehmend untersuchten Nahrungsbestandteilen kommt ein ganz besonderes Forscherinteresse zu. Für die Augengesundheit sind insbesondere zwei Gruppen von Bedeutung: die farbigen Carotinoide und Polyphenole aus Gemüse und Obst. Für sekundäre Pflanzenstoffe gibt es keine den klassischen Referenzwerten für Nährstoffe entsprechenden Zufuhrempfehlungen. Was die Nahrungsaufnahme betrifft, so wurde in einer aktuellen Studie des US-amerikanischen Nationalen Gesundheitsinstituts für die Carotinoide Lutein und Zeaxanthin eine Aufnahme in der Höhe von 1–2 mg pro Tag beschrieben – im typischen Lutein-Zeaxanthin-Verhältnis von 5:1 bis 10:1.

Durch einen gesteigerten Gemüse- und Obstverzehr können 6–10 mg dieser Carotinoide erreicht werden. In wissenschaftlichen Untersuchungen liegen die Dosierungen in einer Größenordnung von 2,4–20 mg Lutein und Zeaxanthin, wobei sich in nahrungsergänzenden Präparaten eine Zufuhrmenge von 10–12 mg Lutein und 1–2 mg Zeaxanthin pro Tag zur Prävention und Behandlung von Augenerkrankungen (z.B. AMD) als sinnvoll herausstellt. In einer aus dem Jahr 2002 stammenden Studie konnte jedoch bereits bei einer täglichen Versorgung mit 4 mg Lutein ein positiver Effekt bei diagnostizierter AMD nachgewiesen werden. Lutein wird in einer Zufuhr von bis zu 20 mg pro Tag allgemein als gesundheitlich sicher angesehen.

Für die Polyphenole bzw. die Anthocyane aus Beerenfrüchten sind konkrete Mengenableitungen weitaus schwieriger zu treffen. Deshalb beschränken wir uns auf die grundsätzliche Empfehlung, mehr und öfter Beerenfrüchte wie Heidelbeeren, schwarze Johannisbeeren, dunkle Kirschen und rote Trauben in einen grundsätzlich ausgewogenen Speiseplan miteinzubeziehen.

Augennähr- und Schutzstoffe richtig dosiert – auf einen Blick

Vitamin A: 0,8–1,0 mg	Vitamin E: 15–36 mg
Beta-Carotin: 2,0–4,0 mg	Zink: 2,5–10 mg
Vitamin B_1: 1,0–1,3 mg	Kupfer: 1,0–1,5 mg
Vitamin B_2: 1,2–1,5 mg	Selen: 30–70 mcg
Vitamin B_6: 1,2–1,5 mg	EPA/DHA: 300–1000 mg
Folsäure: 400–600 mcg	Lutein: 4–12 mg
Vitamin C: 150–300 mg	Zeaxanthin: 1–2 mg

Die Angaben gelten für die tägliche Aufnahme, wobei sich die höheren Werte bei Vitamin C, Vitamin E, Omega-3-Fettsäuren, Lutein und Zeaxanthin auf die Risikominderung bei bereits bestehenden Beschwerden beziehen.

Die häufigsten Fragen aus der Ernährungsberatung

In den vorangegangenen Kapiteln haben Sie viel darüber erfahren, was »Augennähr- und Schutzstoffe« sind, welche Bedeutung sie haben, wer davon profitieren kann und wie es mit der Versorgung dieser wertvollen Gesundheitsschützer aussieht.

In der Ernährungsberatung wird darüber hinaus eine Fülle von Einzelfragen gestellt, die vom Zusammenhang von Nährstoffen und Sehleistung über die Vorbeugung von Beeinträchtigungen der Augenfunktion bis hin zu empfehlenswerten Lebensmitteln und Nahrungsergänzungsmitteln reichen. Wir haben die wichtigsten Fragen für Sie ausgewählt und möchten Ihnen im Folgenden die Antworten darauf vorstellen.

Warum spielt die Ernährung eine so wichtige Rolle für gesunde Augen?

Unser Auge ist ein Hochleistungsorgan, das Nährstoffe für seinen Aufbau und den Energiestoffwechsel sowie seine Funktionstüchtigkeit benötigt. Diese Nährstoffe werden dem Auge über den Blutkreislauf zugeführt. Als lichtempfindliches Organ benötigt das Auge zudem besondere Schutzstoffe. Ein augenfreundlicher Speiseplan enthält viel Gemüse und regelmäßig Meeresfisch, damit eine hinlängliche Versorgung mit den sekundären Pflanzenstoffen Lutein und Zeaxanthin sowie der Fettsäure DHA gewährleistet ist. Für das wasserreiche Sehorgan ist auch ausreichendes Trinken sehr wichtig.

Wie augengesund ist unsere Ernährung?

Wir essen zu wenig Gemüse und Obst, und Omega-3-haltiger Meeresfisch findet sich ebenfalls viel zu selten auf unseren Tellern. Deshalb gilt auch in Bezug auf die Augengesundheit – wie bei den Ernährungsempfehlungen zur Vorbeugung von Herz- und Kreislauferkrankungen – der Ratschlag, die Lebensmittelauswahl der der mediterranen Ernährung anzupassen. Im Mittelmeerraum wird traditionell deutlich mehr Gemüse und Obst verzehrt, und es wird reichlich mit Kräutern gewürzt. Olivenöl ist neben Nüssen und Samen die Hauptfettquelle. Aus der Küche des Nordens dagegen können wir den bevorzugten Verzehr von fetthaltigem Kaltwasserfisch wie Makrele und Hering neben Lachs und Sardine übernehmen.

Sind Karotten wirklich gut für die Augen?

Karotten oder Möhren enthalten reichlich Beta-Carotin. Das ist die pflanzliche Vorstufe von Vitamin A, also ein Provitamin des Vitamins, das z. B. vor Nachtblindheit schützt. Beta-Carotin ist zugleich der bekannteste Vertreter der Pflanzenstoffgruppe der Carotinoide. Die weniger bekannten Carotinoide Lutein und Zeaxanthin sind für die Sehleistung sogar noch wichtiger.

Gibt es ein Patentrezept für gesunde Augen?

Neben der Pflege der Augen, die Entspannung und richtige Arbeitsplatzgestaltung sowie ein regelmäßiges Augenworkout einschließt, kommt es bei der Ernährung vor allem auf mehr Gemüse und zweimal wöchentlich Omega-3-haltigen Meeresfisch an. Denkbar ist z. B. gedünsteter Lachs mit Spinat oder eine Fischkonserve, bspw. Sardine in Olivenöl mit einem bunten Salatteller oder Makrele in Tomatensoße ebenfalls in Kombination mit reichlich Blattsalat.

Worauf sollte man bei der Zubereitung der Speisen achten?

Die augengesunde Ernährung basiert auf den Regeln für eine vitamin- und aromaschonende Nahrungszubereitung. Lebensmittel sollten möglichst frisch zubereitet werden. Lange Garzeiten, große Wasserzugaben sowie übermäßiges Warmhalten sind zu vermeiden. Neben Rohkost sind gedünstete Gemüse zu bevorzugen. Ein Wok ist ein empfehlenswertes Gargerät.

Tiefkühlgemüse und Tiefkühlfisch ergänzen das jahreszeitliche Angebot und ermöglichen das ganze Jahr über eine ausreichende Nährstoffzufuhr.

Fett sollte sparsam verwendet werden. Unter den Pflanzenölen sind Oliven- oder Rapsöl sowie als besonders schmackhaftes Öl auch Walnussöl zu empfehlen. Anstelle nur mit Salz und Pfeffer Geschmack ins Essen zu bringen, sollten Sie lieber mit Kräutern würzen.

Frischer oder tiefgefrorener Fisch sollte gedünstet oder möglichst ohne Fettzugabe in einer beschichteten Pfanne oder im Backofen zubereitet werden. Auf den Genuss von paniertem und in Fett gebratenem Fisch sowie von Remouladensoße sollten Sie dagegen besser verzichten.

Brauche ich keine Brille mehr, wenn ich mich gesund ernähre?

Neben der Ernährung spielen weitere Faktoren eine wichtige Rolle für unser Sehvermögen. Hier ist insbesondere die genetische Ausstattung des Einzelnen zu nennen. So kann eine vererbte Hornhautverkrümmung und eine dadurch verursachte Fehlsichtigkeit selbst durch eine Umstellung der Ernährung nicht rückgängig gemacht werden. Sie können die Brille daher leider nicht zur Seite legen. Doch auch für Brillenträger ist es sinnvoll, durch eine augenbewusste Ernährung die Voraussetzungen dafür zu schaffen, dass der Augenstoffwechsel und die körpereigenen Schutzmechanismen optimal arbeiten können. Dies ist umso wichtiger, da wir in der modernen Arbeitswelt und durch unsere Umwelt zahlreichen Faktoren ausgesetzt sind, die den Augenstoffwechsel belasten und fordern.

Gibt es ein Alter, in dem es zu spät für eine augengesunde Ernährung ist?

Der Stoffwechsel des Auges ist in jedem Lebensalter auf eine ausreichende Versorgung mit Nährstoffen angewiesen. Für die richtige Nährstoffversorgung der Augen gibt es keine Altersgrenze. Die krankheitsvorbeugenden und die Augenfunktion erhaltenden Effekte einer gesunden Ernährung lassen sich jedoch am besten nutzen, wenn möglichst früh damit begonnen wird. Wie wichtig dies ist, zeigt der Umstand, dass bereits Säuglinge den für die weitere Sehentwicklung so wichtigen Netzhautbaustein DHA mit der Muttermilch zugeführt bekommen.

Wie soll ich mich ernähren, wenn ich schon Beschwerden habe?

Wenn bereits Augenprobleme vorliegen, empfiehlt sich eine an die jeweilige Situation angepasste Ernährungsweise. Dazu wurden Ihnen in diesem Ratgeber bereits einige detaillierte Anregungen gegeben (s. Seite 114). Grundsätzlich sollte man Lebensmittel mit einer hohen Energiedichte wie Süßigkeiten, Weißmehlprodukte und allzu Fettreiches selten und nur in kleinen Mengen konsumieren. Fettreiche Speisen belasten den Körper. Ebenso wie Nikotin begünstigt ein Übermaß an gesättigtem Fett Gefäßverengungen – darunter leidet auch die Durchblutung des Auges.

Bei welchen Augenproblemen und -krankheiten kann die Ernährung helfen?

Es gibt eine ganze Reihe von Beschwerden, bei denen eine situationsangepasste Ernährungsweise unterstützend wirken kann. Dazu gehören Probleme mit dem Nacht- und Dämmerungssehen, Nachtblindheit, trockene und belastete Augen, Probleme beim Tragen von Kontaktlinsen sowie die altersabhängige Makuladegeneration (AMD). Auch bei Grauem Star kann eine entsprechende Ernährung sinnvoll sein.

Wie kann die Ernährungsweise bei trockenen Augen helfen?

Studien haben gezeigt, dass sich eine fischreiche Ernährung, die viel Omega-3-Fettsäuren EPA bzw. DHA sowie das richtige Verhältnis von Omega-3 zu Omega-6-Fettsäuren bietet, positiv auf die Zusammensetzung des Tränenfilms auswirkt. Die Ernährung liefert dabei zum einen das Ausgangsmaterial für den Tränenfilm, zum anderen unterstützt sie die Gesunderhaltung der an der Produktion des Tränenfilms beteiligten Drüsen, indem entzündliche Prozesse verringert werden.

Wann ist die Einnahme von Nahrungsergänzungsmitteln sinnvoll, und worauf sollte ich dabei achten?

Nahrungsergänzungsmittel ermöglichen eine täglich gleichbleibend hohe Aufnahme an Nährstoffen, insbesondere bei häufigen Reisen, Außer-Haus-Verpflegung, reduzierter Energie- und Lebensmittelaufnahme bei Reduktionskost sowie im höheren Lebensalter. Bei höherer gezielter Zufuhr (z.B. bei vorliegenden Risikofaktoren für den Stoffwechsel der Augen, wie Diabetes) ist die optimale Versorgung unter Umständen durch Kapseln besser sichergestellt. Ein weiterer Vorzug besteht darin, dass die in Nahrungsergänzungsmitteln enthaltenen Stoffe von eventuell in Lebensmitteln (z. B. Fisch) vorhandenen Schadstoffen (z. B. Schwermetalle) gereinigt sind. Nahrungsergänzungsmittel stellen jedoch keinen Ersatz für eine insgesamt augenbewusste Lebensweise dar!

Worauf sollte man beim Kauf von Nahrungsergänzungsmitteln mit Augen-Vitalstoffen achten?

Es bestehen zum Teil erhebliche Unterschiede in der Zusammensetzung der verschiedenen in Supermärkten, Drogerien, Reformhäusern und Apotheken angebotenen Mittel. Bei der Auswahl eines geeigneten Nährstoffpräparates spielt die individuelle Bedarfssituation eine wichtige Rolle. Stellen Sie sich folgende Frage: Soll das Präparat ganz allgemein Ihre Nährstoffversorgung optimieren, ohne dass bereits spezielle Beeinträchtigungen vorliegen, oder soll bei bereits bestehenden Augenerkrankungen der Stoffwechsel des Auges unterstützt werden? Ist Letzteres der Fall, sind meist höhere Dosierungen notwendig. Entsprechende Dosierungsempfehlungen finden Sie auf Seite 114. Ein anderer wichtiger Punkt ist die Rohstoffqualität. Auch hier können Unterschiede z. B. in der Qualität des eingesetzten Luteins oder der Omega-3-Quelle bestehen. Es empfiehlt sich daher, auf qualitativ hochwertige Produkte mit ausgewiesenem Lutein- und Zeaxanthin- sowie EPA- bzw. DHA-Gehalt zurückzugreifen.

Besteht die Gefahr einer Überdosierung?

Bei den in Deutschland im Handel erhältlichen Produkten kann es bei Einhaltung der Verzehrsempfehlung nicht zu einer Überdosierung kommen. Wie Augennährstoffe richtig dosiert werden, wurde auf Seite 114 beschrieben. Wenn Sie verschiedene Präparate mit den gleichen Wirkstoffen einnehmen, sollten Sie die Dosierungen jedoch genau betrachten. Achtsamkeit ist speziell bei Vitamin A und Beta-Carotin gefragt. Hier kommt es besonders darauf an, die sinnvolle Dosierung einzuhalten. Insbesondere Raucher sollten keine Präparate mit einem Beta-Carotin-Gehalt über 10 mg einnehmen. Ganz anders sieht es dagegen bei von unbekannten Herstellern im Internet angebotenen Präparaten aus. Hier ist die gesetzliche Kontrolle in Deutschland leider immer noch zu gering ausgeprägt. Entsprechende Vorsicht ist geboten!

Was ist bei der Einnahme von Medikamenten zu beachten?

Grundsätzlich sollten Sie sich mit dieser Frage an Ihren Arzt oder Apotheker wenden. Diese können Ihre individuelle Situation am besten beurteilen. Auf einen Aspekt möchten wir jedoch an dieser Stelle hinweisen. Ein wichtiger Bestandteil einer augenbewussten Ernährung sind Omega-3-Fettsäuren. Omega-3-Fettsäuren können bei höherer Dosierung von einem Gramm und mehr die Wirkung von Medikamenten, die den Blutdruck oder die Blutfette vermindern sollen, unterstützen. Dies ist erwünscht und kann zu einer Dosisminderung von Arzneimitteln führen. Darüber darf aber nur Ihr Arzt entscheiden. Wegen der gerinnungshemmenden Wirkung von aus Fischöl stammenden Omega-3-Fettsäuren sollten insbesondere Patienten, die noch andere gerinnungshemmende Mittel einnehmen, diese Kombination ebenfalls mit ihrem Arzt abstimmen.

Kapitel 5

Augenschule – Ihr persönliches Fitnessprogramm für die Augen

Wer Sport treibt, der weiß, wie man seine körperliche Fitness verbessern kann. Im Gegensatz dazu glaubt ein Großteil der Menschen, dass man gegen nachlassende Sehkraft nichts tun kann.

Wer stundenlang liest oder auf den Bildschirm starrt, bekommt nicht nur müde und trockene Augen. Studien belegen, dass er dann auch eine Verschlechterung der Sehleistung riskiert. Schieben Sie deshalb mehrmals täglich ein kleines Workout für die Augen ein – vom Abschweifen des Blicks in die Ferne bis zu gezielten Übungen.

Nur die Wenigsten wissen, dass auch die Augenmuskeln durch schnelle Bewegungen trainiert werden können. Ballsportarten wie Badminton oder Tischtennis sind optimal, um die Sehkraft zu trainieren. Doch auch wenn man keinen derartigen Sport treibt, ist es mit einigen einfachen Übungen möglich, die Augenfunktion zu aktivieren. Dabei verbessert sich auch das Zusammenspiel von Augen und Sehzentrum im Gehirn.

10 Übungen für Ihre Augen

ÜBUNG 1
Diese Übung trainiert die Beweglichkeit Ihrer Augen:
Stellen Sie sich vor, an Ihrer Nasenspitze wäre ein Stift befestigt. Malen Sie mit diesem imaginären Stift Schlangenlinien in die Luft, oder zeichnen Sie Gegenstände im Raum nach.

Fitte Augen im Büro

Eine weitere empfehlenswerte Übung ist der »Panoramablick«. Wenn Sie in Ihrem Arbeitsalltag häufig auf den Nahbereich fokussieren müssen, gönnen Sie sich ab und zu eine Pause und lassen den Blick weit werden:

ÜBUNG 2
Der Panoramablick für computergestresste Augen:
Falls Sie Brillenträger sind, nehmen Sie die Brille ab. Dann versuchen Sie, alles gleichzeitig in den Blick zu nehmen, ohne etwas zu fixieren. Lassen Sie Ihren Blick in der Ferne ruhen, atmen Sie tief ein, und genießen Sie die Entspannung Ihrer Augen.

ÜBUNG 3
Die Sehübung »Liegende Acht« lockert die Augenmuskeln und macht sie geschmeidiger:
Malen Sie mit Ihrem Daumen etwa 20 cm vor Ihrer Nase eine liegende Acht in die Luft, und folgen Sie dem Daumen mit den Augen. Sie werden merken, dass Ihre Augen mit der Zeit entspannter und beweglicher werden.

Übungen gegen trockene Augen

Nahezu jeder sechste Augenarzt-Patient leidet an entsprechenden Symptomen. Der ganz normale Alltag belastet unsere Augen. Regelmäßiges Arbeiten am Bildschirm, angestrengtes Lesen, trockene Raumluft, das Tragen von Kontaktlinsen sowie Kunstlicht bedeuten Stress für die Augen und können zu trockenen Augen führen.

Daher sollten Sie zum Ausgleich regelmäßig auf eine bewusste Entspannung Ihrer Augen achten. Hierfür gibt es einige simple Übungen, die Sie problemlos in Ihren Alltag einbauen können.

ÜBUNG 4

Gegen trockene Augen und für Entspannung:
Gähnen Sie lang und kräftig! Wichtig dabei ist die Lautstärke.

Wenn Sie das einige Male gemacht haben, werden Sie feststellen, dass Ihre Augen zu tränen beginnen und dadurch wieder besser befeuchtet sind.

Falls Ihnen spontanes Gähnen Schwierigkeiten bereiten sollte, probieren Sie es mit folgendem Trick:

ÜBUNG 5

»Gähnen« gegen trockene Augen und für Entspannung:
Öffnen und schließen Sie den Mund langsam, während Sie gleichzeitig mit kreisenden Bewegungen Ihre Kiefergelenke massieren.

Gerade Menschen, die viel am Bildschirm arbeiten oder längere Zeit vor dem Fernseher verbringen, blinzeln häufig zu wenig. Dies führt dazu, dass die Augen unzureichend befeuchtet werden.

ÜBUNG 6
Blinzelübung:
Machen Sie es sich zur Gewohnheit, mehrmals am Tag ganz bewusst zu blinzeln. Um das Blinzeln in Ihren Tagesablauf einzubauen, eignen sich immer wiederkehrende Abläufe und Rituale. Blinzeln Sie z. B. morgens vor dem Aufstehen, jedes Mal, wenn Sie den Kühlschrank öffnen oder wenn Sie sich die Zähne putzen.

Palmieren – Wellness für die Augen

Dabei handelt es sich ebenfalls um eine gute Möglichkeit, die Augen zu entspannen und gleichzeitig die Bildung von Tränenflüssigkeit anzuregen. Das Auge wird auf diese Weise besser befeuchtet. Die Übung können Sie im Sitzen oder Liegen durchführen:

ÜBUNG 7
Palmieren:
Reiben Sie Ihre Handflächen aneinander, bis sie warm sind. Bedecken Sie Ihre Augen mit den gewölbten Handflächen. Halten Sie dabei die Augen geöffnet, und atmen Sie ruhig ein und aus.

Lassen Sie die Entspannung auf sich wirken, und genießen Sie die Dunkelheit.

Eine Massage macht müde Augen munter

Eine kurze Massage kann die Augen wieder fit machen. Hier die Anleitung dazu:

ÜBUNG 8

Augenmassage:

1. Legen Sie die Mittelfinger beider Hände auf die Stirnmitte.
2. Massieren Sie die Stirn mit leichten, kreisenden Bewegungen. Wandern Sie dabei langsam in Richtung der Schläfen.
   Achten Sie darauf, nicht die Augen zu berühren.
3. Wandern Sie mit kreisenden Bewegungen weiter nach unten bis zu den Ohrläppchen.

Tipp: Diese Übung ist besonders wirksam, wenn sie zwei- bis dreimal wiederholt wird.

Augenübungen bei altersbedingter Makuladegeneration

Bei AMD nimmt die zentrale Sehkraft ab. Durch gezielte Übungen ist es aber möglich, den Rand des Sichtfeldes zu stärken. Andere geeignete Übungen wiederum zielen auf das Fokussieren ab. Hier kann das gezielte Einstellen der Augen auf Einzelheiten trainiert werden. Diese Fähigkeit geht den Betroffenen zunehmend verloren.

ÜBUNG 9

Augenperipherie anregen:
Halten Sie beide Zeigefinger vor Ihren Augen ausgestreckt. Der Abstand zu den Augen sollte mindestens 30 cm betragen. Bewegen Sie beide Zeigefinger gleichzeitig nach außen. Dabei blicken Sie weiter geradeaus. Lassen Sie die Finger am Rande Ihres Sichtfeldes verharren. Versuchen Sie, Ihre Umgebung weiter wahrzunehmen, auch wenn sie sich Ihnen unscharf darstellt. Wenn Sie diese Übung regelmäßig wiederholen, werden Sie feststellen, dass Sie Ihre Finger immer weiter nach außen bewegen und sie dennoch noch sehen können.

Diese Übung wurde bereits vor Jahrhunderten von japanischen Samurai-Kriegern zur Stärkung der Sehkraft angewendet.

ÜBUNG 10

Fokussieren
Halten Sie Ihre ausgestreckten Daumen so vor Ihre Augen, dass Sie die Daumen noch scharf sehen können. Richten Sie den Blick auf den linken Daumen, und fokussieren Sie eine bestimmte Stelle, z.B. den Daumennagel. Konzentrieren Sie sich darauf, dass Sie, wenngleich unscharf, auch Ihren rechten Daumen und seine Umgebung sehen können. Atmen Sie ruhig ein und aus, und lassen Sie Ihren Blick eine Weile so ruhen.

Tipps für den Bildschirmarbeitsplatz

Eine häufige Ursache für trockene und entzündete Augen ist die Arbeit am Computermonitor. Japanische Wissenschaftler fanden heraus, dass die Lidschlagfrequenz vor dem Bildschirm nur sieben Schläge pro Minute beträgt. Zum Vergleich: Beim Lesen eines Buches blinzelt man immerhin zehnmal, und im völlig entspannten Zustand öffnen und schließen sich die Augenlider sogar zwölfmal pro Minute. Je weniger die Augen blinzeln, desto mehr Augenflüssigkeit verdunstet und desto höher ist die Anfälligkeit für Infekte und Entzündungen.

Stellen Sie den Computermonitor tiefer, und kippen Sie den Schirm nach oben (bzw. hinten). Auf diese Weise geht der Blick eher nach unten, und es bleibt eine größere Fläche des Auges vom Lid bedeckt.

Die richtige Arbeitsplatzbeleuchtung

Gutes Sehen setzt ausreichendes Licht voraus. Das Auge versucht fehlende Kontraste durch verstärke Naheinstellung auszugleichen. Das ermüdet auf Dauer – die Augen beginnen zu schmerzen. Mit zunehmendem Lebensalter kann die richtige Beleuchtung am Arbeitsplatz Ermüdungserscheinungen, Augenbeschwerden und Kopfschmerzen vorbeugen.

Tageslicht ist, wenn es nicht blendet oder als zu hell empfunden wird, die optimale Beleuchtung. Vor zu grellem Licht können spezielle verstellbare Lichtschutzeinrichtungen an den Fenstern schützen.

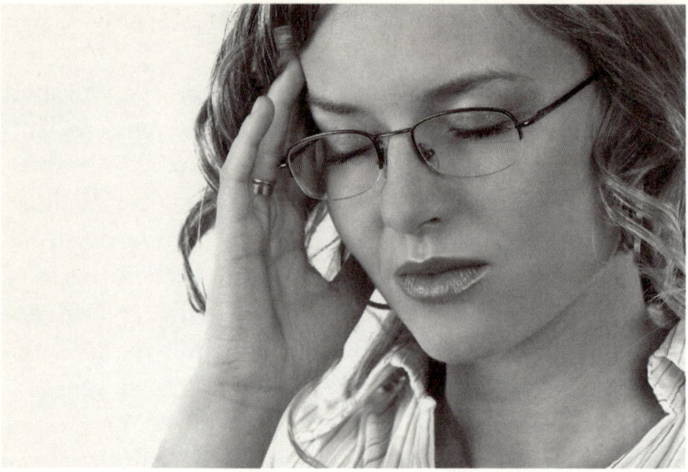

Falsche Beleuchtung kann Kopfschmerzen auslösen.

Eine zu geringe Beleuchtungsstärke ist ebenso ungünstig wie eine zu hohe. Auch eine ungleichmäßige Verteilung des Raumlichts beansprucht die Anpassungsfähigkeit des Auges übermäßig. Deshalb ist eine Kombination von individueller, gleichmäßiger Raumausleuchtung mit bedarfsgerecht einstellbaren Arbeitsplatzleuchten empfehlenswert.

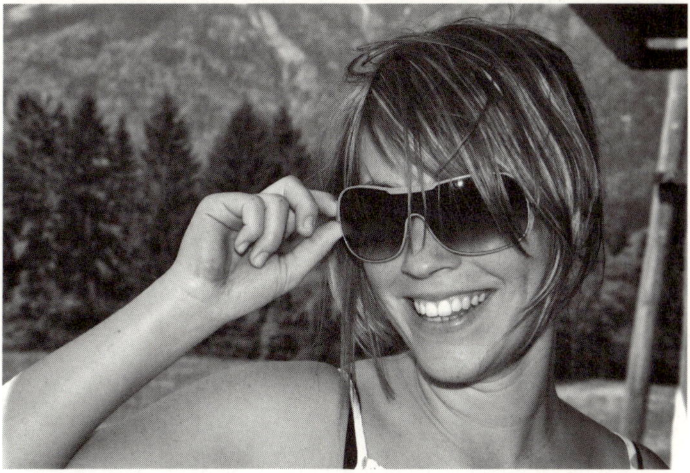

Die richtige Sonnenbrille schützt gegen UV-Strahlen.

Das mögen die Augen gerne:
Zum Abschluss noch die dringende Empfehlung: Folgende Tipps sollten Sie auch in Ihrer Freizeit beherzigen:

- Niemals »oben ohne«: Die richtige Sonnenbrille schützt gegen UV-Strahlung, besonders in den Bergen und am Meer!
- Das Auge freut sich über eine gesunde Ernährung. Augen stärken durch Vitamine und Spurenelemente wie Zink, Selen, die Carotinoide Lutein und Zeaxanthin sowie Omega-3-Fettsäuren – insbesondere DHA.
- Nicht rauchen.
- Regelmäßig zum Augenarzt gehen.

Warum Sie Ihre Augen sorgsam behandeln sollten – ein Interview mit der Augenärztin Dr. Corinna Huber

Frau Dr. med. Corinna Huber ist praktizierende Augenärztin. Medizin studierte sie an der Justus-Liebig-Universität in Gießen. Ihre Facharztausbildung absolvierte sie an der Augenklinik der TU München.

1. ***Frau Dr. Huber, rund 64 Prozent der Deutschen können laut einer Studie des Allensbach-Instituts nicht gut sehen. Welches sind die häufigsten Probleme?***

- Typische Augenschwächen sind Kurzsichtigkeit (Myopie) und Weitsichtigkeit (Hyperopie).
- Vor allem das Alter hinterlässt seine Spuren: Die zahlreichen Senioren bekannte Altersweitsichtigkeit (Presbyopie) führt dazu, dass 94 Prozent aller Über-60-Jährigen eine Brille tragen.
- Wir kennen aber noch weitere Augenerkrankungen: Das Glaukom – vielen Menschen als »Grüner Star« bekannt – ist eine Sammelbezeichnung für verschiedene Beschwerden, die auf eine Erkrankung des Sehnervs zurückgehen. Dieses Syndrom kann mit oder ohne erhöhten Augeninnendruck auftreten. Ein erhöhter Augeninnendruck kann z.B. auf verengte oder verstopfte Abflusskanäle zurückzuführen sein. Eine dadurch entstandene Sehnervschädigung kann nicht mehr rückgängig gemacht werden und unbehandelt zur Erblindung führen. Deshalb sollte man ab einem Alter von 45 Jahren alle zwei Jahre eine Augen-

innendruckprüfung beim Augenarzt durchführen lassen. Wird der Grüne Star rechtzeitig erkannt, lassen sich z.B. mit Augentropfen, die den Augeninnendruck senken und die Durchblutung verbessern, gute Behandlungsergebnisse erzielen. Bei ca. fünf bis zehn Prozent der Patienten muss das Glaukom operiert werden.

2. *Übernehmen die Krankenkassen die Kosten der Früherkennung?*

– Die gesetzlichen Krankenkassen übernehmen die Kosten für die Druckmessung und für eine Gesichtsfeldprüfung erst bei begründetem Verdacht.

3. *Neben dem Grünen Star gibt es auch den so genannten Grauen Star. Was bedeutet diese Augenerkrankung?*

– Der Graue Star macht sich durch eine zunehmende Trübung der Augenlinse bemerkbar, in deren Folge Sehstörungen und starke Blendungserscheinungen auftreten. Mögliche Ursachen für den Grauen Star sind z.B. UV-Strahlung, Diabetes oder eine langfristige Cortisonbehandlung. Behandelt wird der Graue Star durch eine Operation. Die eingetrübte Linse wird entfernt und durch eine Kunstlinse ersetzt.

4. *Nachlassendes Sehen kann aber auch andere Gründe haben. Was hat es mit der sogenannten AMD auf sich?*

– Hinter dieser Abkürzung versteckt sich der Begriff »altersbedingte Makuladegeneration«. Denn von der AMD sind insbesondere ältere Patienten betroffen. Dabei sterben Netzhautzellen der Makula – also Sehzellen im Bereich des scharfen Sehens – ab.

- Wir unterscheiden bei der altersbedingten Makuladegeneration zwischen einer feuchten und einer trockenen Form. Bei der feuchten Form tritt eine starke Gefäßneubildung unter der Netzhaut auf. Bei der trockenen Form führen unerwünschte Ablagerungen von Stoffwechselendprodukten unter der Netzhaut zum Absterben der Sehzellen im Bereich der Makula.
  85 Prozent der Betroffenen leiden unter der trockenen AMD. Die Folgen sind Drusenbildung, Zelltod und der schleichende Verlust der Sehkraft.
- 15 Prozent der Betroffenen leiden unter der feuchten AMD. Die Folgen sind Makulaödem, Zelltod und rascher Verlust der Sehkraft.

5. *Wie nimmt ein Betroffener die AMD wahr?*

- AMD-Patienten können das Zentrum ihres Sehfeldes nur noch unscharf sehen.
- Bei fortgeschrittener AMD erkennt der Patient im Zentrum seines Sichtfeldes nur noch sehr unscharf Gegenstände oder nimmt diesen Bereich als grauen, verschwommenen Fleck wahr.

6. *Wie viele und welche Menschen sind von der AMD betroffen?*

- Vor allem ältere Menschen sind betroffen. Man schätzt, dass zehn Prozent der Personen zwischen 66 und 74 Jahren und immerhin 30 Prozent der 75- bis 85-Jährigen Frühformen dieser Erkrankungen zeigen.
- Frauen haben ein 2,5-fach höheres Risiko, an AMD zu erkranken.

– Genetische Faktoren spielen ebenfalls eine Rolle: Menschen mit heller Haut- und blauer Augenfarbe sind gefährdeter.

7. Welche weiteren Risikofaktoren gibt es für die Entstehung von AMD?

– Bedingt beeinflussbare Risikofaktoren sind:
  – genetische Disposition
  – Bluthochdruck
  – Arteriosklerose
  – erhöhte Blutfettwerte
  – oxidativer Stress
– Persönlich beeinflussbare Risikofaktoren sind:
  – Rauchen (1,9-fach höheres Risiko, Exraucher 1,7-fach höheres Risiko)
  – Ernährung, Diäten und Mangelversorgung
  – UV-Licht (Sonnenbrille bzw. im Solarium eine Schutzbrille tragen)

8. Wie untersucht der Augenarzt auf AMD?

– Der Augenhintergrund wird per Augenspiegel und Mikroskop kontrolliert. Alternativ kann auch die so genannte Fluoreszenz-Angiografie zur Anwendung kommen. Dabei wird dem Patienten nach Weitstellung der Pupillen ein gut verträglicher Farbstoff in die Armvene gespritzt und gleichzeitig mit einer speziellen Kamera die Makula gefilmt oder fotografiert.
– Eine weitere Untersuchungsmethode ist das Amslernetz (vgl. Seite 89). Dabei blickt der Patient auf ein Gitternetz mit einem Punkt in der Mitte. Wenn er die Gitternetzli-

nien verzerrt sieht, ist das ein Hinweis auf das Vorliegen von AMD. Auch leere Stellen, verschwommene Bereiche oder graue Schatten deuten auf AMD hin.

9. *Warum ist die Früherkennung der AMD so wichtig?*
– Die AMD ist jenseits des 65. Lebensjahres die häufigste Ursache für eine Erblindung. Je früher die Krankheit erkannt wird, desto besser, um ihr Fortschreiten aufzuhalten. Doch sowohl die trockene als auch die feuchte AMD sind derzeit noch nicht heilbar.

10. *Welche Therapiemöglichkeiten gibt es?*
– Die feuchte AMD wird mittels Medikamenten und Lasertherapie behandelt, die das Gefäßwachstum bremsen. Bei der trockenen AMD ist die unterstützende Therapie mit hohen Vitamindosen nicht unumstritten. Hier kommt es auf die richtige Nährstoffauswahl und die korrekte Dosierung an. Doch eigentlich sollte man besser auf Prävention und rechtzeitige Kontrolle setzen.

Literatur

Age-Related Eye Disease Study Research Group: A Randomized, Placebo-Controlled, Clinical Trial of High-Dose Supplementation with Vitamins C and E, Beta Carotene, and Zinc for Age-Related Macular Degeneration and Vision Loss: AREDS Report No. 8; Arch. Ophthalmol 2001; 119: 1417-1436.

American Heart Association Scientific Statement (Kris-Etherton, P. M., Harris, W. S., Appel, L. J., for the Nutrition Committee): Fish consumption, fish oil, omega-3 fatty acids, and cardiovascular disease. Circulation 2002; 106: 2747–2757.

Arbeitskreis Omega-3: Bedeutung und empfehlenswerte Höhe der Zufuhr langkettiger Omega-3-Fettsäuren – Ein Konsensus-Statement des Arbeitskreis Omega-3. Ernährungsumschau (2002) 49; S. 94–98.

Beatty, S. et al.: Macular pigment and risk for age-related macular degeneration in subjects from a Northern European population. Invest. Ophthalmol. Vis. Sci. 2001; 42: 439–46.

Bericht über den Einfluss eines Mulitkomponenten Supplements auf die Symptome trockener Augen und die Makulapigmentdichte. Internationaler Kongress Deutscher Ophtalmochirurgen (DOC), Hamburg im Oktober 2010.

Bernstein, P.S. et al.: Raman Detection of Macular Carotinoid Pigments in Intact Human Retina. Invest. Ophthalmol. Vis. Sci. 1998; 39: 2003-2011.

Bernstein, P.S.: Nutritional Interventions against Age-Related Macular Degeneration. Acta Hortic. 2009 Aug 31; 841: 103-112.

Berson, E.L. et al.: Clinical trial of lutein in patients with retinitis pigmentosa receiving vitamin A. Arch Ophthalmol. 2010 Apr; 128(4): 403-11.

Bone R.A., Landrum, J.T. et al.: Distribution of Lutein and Zeaxanthin Stereoisomers in the Human Retina. Exp. Eye. Res. 1997; 64: 211-218.

Bone, R.A., Landrum, J.T., Dixon, Z. et al.: Lutein and zeaxanthin in the eyes, serum and diet of human subjects. Exp. Eye. Res. 2000; 71(3): 239-45.

Bone, R.A., Landrum, J.T., Mayne, S.T. et al.: Macular pigment in donor eyes with and without AMD : a case-control study. Invest. Ophthalmol. Vis. Sci. 2001; 42: 235-40.

Bundesministerium für Ernährung, Landwirtschaft und Verbraucherschutz (2008): Nationale Verzehrsstudie II.

Caffery, B.E.: Influence of diet on tear function. Optom. Vis. Sci. 1991 Jan; 68(1): 58-72. Review.

Chiu, C.J. et al.: Does eating particular diets alter risk of age-related macular degeneration in users of the age-related eye disease study supplements? Br. J. Ophthalmol. 2009 Jun 12.

Cho, E. et al.: Prospective study of dietary fat and the risk of age-related macular degeneration. Am. J. Clin. Nutr. 2001 Feb; 73(2): 209-18.

Chong, E.W. et al.: Dietary omega-3 fatty acid and fish intake in the primary prevention of age-related macular degeneration: a systematic review and meta-analysis. Arch. Ophthalmol. 2008 Jun; 126(6): 826-33.

Chua, B. et al.: Dietary fatty acids and the 5-year incidence of age-related maculopathy. Arch Ophthalmol. 2006 Jul; 124(7): 981-6.

Colombo, J. et al.: Maternal DHA and the development of attention in infancy and toddlerhood. Child Development 2004; 75 : 1254-1267.

Dangour, A.D. et al.: A randomized controlled trial investigating the effect of n-3 long-chain polyunsaturated fatty acid supplementation on cognitive and retinal function in cognitively healthy older people: the Older People And n-3 Long-chain polyunsaturated fatty acids (OPAL) study protocol [ISRCTN72331636]. Nutr. J. 2006 Aug 31; 5: 20.

Dangour, A.D., Uauy R.: N-3 long-chain polyunsaturated fatty acids for optimal function during brain development and ageing. Asia Pac. J. Clin. Nutr. 2008; 17 Suppl. 1: 185-8. Review.

Deutsche Apotheker-Zeitung. Ernährung in der Schwangerschaft, 2002, 142. Jahrgang, Nr. 35, 73-74.

Deutsche Gesellschaft für Ernährung (Hrsg.): Ernährungsbericht 2004. DGE, Frankfurt/M., 2004.

Deutsche Gesellschaft für Ernährung: 17. Ernährungsfachtagung der Sektion Thüringen. Altersassoziierte Erkrankungen – Prävention durch Ernährung, 05.11.2009 in Jena.

Drouault-Holowacz S. et al.: Antioxidants intake and dry eye syndrome: a crossover, placebo-controlled, randomized trial. Eur. J. Ophthalmol. 2009 May-Jun; 19(3): 337-42.

Ghosh, D., Konishi T.: Anthocyanins and anthocyanin-rich extracts: role in diabetes and eye function. Asia Pac. J. Clin. Nutr. 2007; 16(2): 200-8. Review.

Hodge, W.G. et al.: The evidence for efficacy of omega-3 fatty acids in preventing or slowing the progression of retinitis pigmentosa: a systematic review. Can. J. Ophthalmol. 2006 Aug; 41(4): 481-90. Review.

Hoffman, D.R. et al.: A randomized, placebo-controlled clinical trial of docosahexaenoic acid supplementation for Xlinked retinitis pigmentosa. Am. J. Ophthalmol. 2004 Apr; 137(4): 704-18.

Holden, J.M., Eldridge, A.L., Beecher, G.R., Buzzard, I.M., Bhagwat, S.A., Davis, C.S., Douglass, Larry W., Gebhardt, S.E., Haytowitz, D.B., and Schakel, S. (1999): Carotenoid Content of U.S. Foods: An Update of the Database.

ISSFAL: Recommendations for intake of polyunsaturated fatty acids in healthy adults. 2004. Internet: http://www.issfal.org.uk/Welcome/PolicyStatement3.asp (accessed 17 April 2006).

Jeffrey, B.G. et al.: The role of docosahexaenoic acid in retinal function. Lipids 2001; 36: 859-871.

Johnson, E.J., Schaefer, E.J.: Potential role of dietary n-3 fatty acids in the prevention of dementia and macular degeneration. Am. J. Clin. Nutr. 2006 Jun; 83(6 Suppl): 1494S-1498S. Review. Erratum in: Am. J. Clin. Nutr. 2006 Dec; 84(6): 1555.

Judge, M.P., Harel, O., Lammi-Keefe, C.J.: A docosahexaenoic acid-functional food during pregnancy benefits infant visual acuity at four but not six months of age. Lipids 2007 42(2): 117-122.

Koch, S.: Omega-3-Fettsäuren aktuell. Ernährungsumschau (2007) 8; S.482-85.

Kokke, K.H. et al.: Oral omega-6 essential fatty acid treatment in contact lens associated dry eye. Cont. Lens Anterior Eye. 2008 Jun; 31(3):141-6; quiz 170. Epub 2008 Mar 4.

Kris-Etherton, P.M. et al.: Polyunsaturated fatty acids in the food chain in the United States. Am. J. Clin. Nutr. 2000 Jan; 71(1 Suppl.): 179S-88S. Review.

Larmo, P.S. et al.: Oral sea buckthorn oil attenuates tear film osmolarity and symptoms in individuals with dry eye. J. Nutr. 2010 Aug; 140(8): 1462-8. Epub 2010 Jun 16.

Le Ma, Xiao-Ming Lin et al.: A 12-week lutein supplementation improves visual function in Chinese people with long-term computer display light exposure. British Journal of Nutrition, Published online by Cambridge University Press 19 Feb 2009.

Miljanovic, B. et al.: Relation between dietary n-3 and n-6 fatty acids and clinically diagnosed dry eye syndrome in women. Am. J. Clin. Nutr. 2005 Oct; 82(4): 887-93.

Nakaishi, H. et al.: Effects of black current anthocyanoside intake on dark adaptation and VDT work-induced transient refractive alteration in healthy humans. Altern. Med. Rev. 2000 Dec; 5(6): 553-62. Erratum in: Altern. Med. Rev. 2001 Feb; 6(1): 60.

National Health and Medical Research Council (Australia and New Zealand) (2005): Nutrient reference values for

Australia and New Zealand including recommended dietary intakes.www.nhmrc.gov.au/publications/synopses/_files/n35.pdf.

Neuringer, M.: Infant vision and retinal function of dietary long-chain poly unsaturated fatty acids: methods, results, and implications. Am. J. Clin. Nutr. 2000, Suppl.: 256 S – 67 S.

Nguyen, C.T. et al.: Dietary omega-3 fatty acids decrease intraocular pressure with age by increasing aqueous outflow. Invest. Ophthalmol. Vis. Sci. 2007 Feb; 48(2): 756-62.

Parekh, N. et al.: Association between vitamin D and age-related macular degeneration in the Third National Health and Nutrition Examination Survey, 1988 through 1994. Arch. Ophthalmol. 2007 May; 125(5): 661-9.

Pinna, A. et al.: Effect of oral linoleic and gamma-linolenic acid on meibomian gland dysfunction. Cornea 2007 Apr; 26(3): 260-4.

Proretina e.V.: http://www.proretina.de/deu/forschung/wissenschaftliche_beratungsgremien/empfehlungen/amd_und_ernaehrung.html.

Richter, A.: Der aktuelle Lebensmittelverzehr von Kindern und Jugendlichen in Deutschland. Teil 2: Ergebnisse aus EsKiMo. Ernährungsumschau (2008) 1; S. 28-36.

Richer, S. et al.: Double-masked, placebo-controlled, randomized trial of lutein and antioxidant supplementation in the intervention of atrophic age-related macular degeneration: the Veterans LAST study (Lutein Antioxidant Supplementation Trial). Optometry 2004 Apr; 75(4): 216-30.

Rochtchina, E. et al.: Elevated serum homocysteine, low serum vitamin B12, folate, and age-related macular degeneration: the Blue Mountains Eye Study. Am. J. Ophthalmol. 2007 Feb; 143(2): 344-6.

SanGiovanni, J.P., Chew E.Y.: The role of omega-3 long-chain polyunsaturated fatty acids in health and disease of the retina. Prog. Retin. Eye Res. 2005 Jan; 24(1): 87-138. Review.

SanGiovanni, J.P. et al.: 3rd Age-Related Eye Disease Study Research Group: The relationship of dietary lipid intake and age-related macular degeneration in a case-control study: AREDS Report No. 20. Arch. Ophthalmol. 2007 May; 125(5): 671-9.

Schalch, W. et al.: Xanthophyll accumulation in the human retina during supplementation with lutein or zeaxanthin – the LUXEA (LUtein Xanthophyll Eye Accumulation) study. Arch. Biochem. Biophys. 2007 Feb 15; 458(2): 128-35. Epub 2006 Nov 7.

Schweigert, F.J., Reimann, J.: Micronutrients and their Relevance for the Eye – Function of Lutein, Zeaxanthin and

Omega-3 Fatty Acids. Klin. Mon.bl. Augenheilkd. 2010 Aug. 25.

Seddon, J.M., Ajani, U.A. et al.: Dietary Carotenoids, Vitamin A, C and E, and Advanced Age-Related Macular Degeneration. JAMA 1994; 272: 1413-1420.

Seddon, J.M., George S., Rosner, B.: Cigarette smoking, fish consumption, omega-3 fatty acid intake, and associations with age-related macular degeneration: the US Twin Study of Age-Related Macular Degeneration. Arch. Ophthalmol. 2006 Jul; 124(7): 995-1001.

Singer, P.: Was sind, wie wirken Omega-3-Fettsäuren? Umschau-Zeitschriftenverlag, Frankfurt/M., 2000.

Stringham, J.M. et al.: The influence of dietary lutein and zeaxanthin on visual performance. J. Food Sci. 2010 Jan-Feb; 75(1): R24-9.

Sullivan, B.D. et al.: Correlations between nutrient intake and the polar lipid profiles of meibomian gland secretions in women with Sjögren's syndrome. Adv. Exp. Med. Biol. 2002; 506(Pt A): 441-7.

Tan, J.S. et al.: Dietary fatty acids and the 10-year incidence of age-related macular degeneration: the Blue Mountains Eye Study. Arch. Ophthalmol. 2009 May; 127(5): 656-65.

Test, Stiftung Warentest: Fischölkapseln. Meer-Schutz fürs Herz. 2005; 8: 86-90.

Trieschmann, M. et al.: The macular pigment: short- and intermediate-term changes of macular pigment optical density following supplementation with lutein and zeaxanthin and co-antioxidants. [The LUNA Study] Exp. Eye. Res. 2007 Apr; 84(4): 718-28.

Venkata, S. J. et al.: Tear ascorbic acid levels and the total antioxidant status in contact lens wearers: a pilot study. Indian J. Ophthalmol. 2009 Jul-Aug; 57(4): 289-92.

Wisker, E.: Anthocyane. In: Erbersdobler, H. F., Meyer, A. H. (Hrsg.): Praxishandbuch Functional Food, Behrs Verlag Hamburg (2009).

Zeimer, M. et al.: Macular pigment response to a supplement containing meso-zeaxanthin, lutein and zeaxanthin. Ophthalmologe 2009 Jan.; 106(1): 29-36. German.

Sachregister

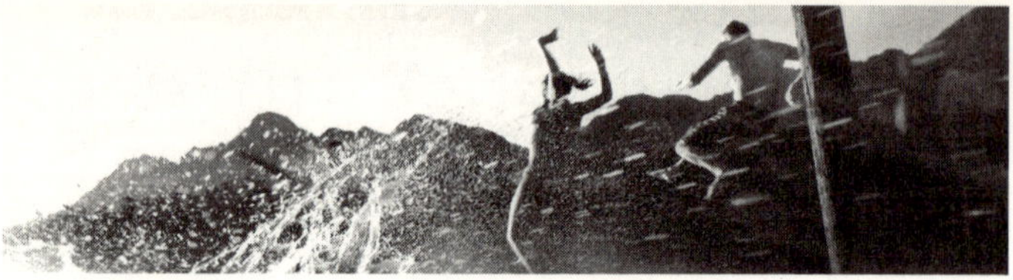